F. Cañas = A. Krabbenhöft

Spanisches Konversationsbuch für die Pharmazie und ihr verwandte Gebiete

Manual Práctico de Conversación en Español para el uso de la Clase Farmacéutica y de las que con élla se relacionan

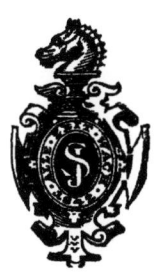

Springer-Verlag Berlin Heidelberg GmbH

1913

ISBN 978-3-662-23071-8   ISBN 978-3-662-25038-9 (eBook)
DOI 10.1007/978-3-662-25038-9

Softcover reprint of the hardcover 1st edition 1913

Vorwort.

Das Aufblühen der chemischen Industrie und des internationalen Handels mit ihren Produkten gibt den verschiedenen interessierten Berufszweigen heute die Möglichkeit, sich auch in entfernteren Gegenden mit Erfolg betätigen zu können. Als ein besonders dankbares Arbeits- und Absatzgebiet hat sich allmählich Südamerika erwiesen, was zweifellos auf den großen wirtschaftlichen Aufschwung der dortigen Staaten zurückzuführen ist.

Dieses Werkchen nun ist gedacht als sprachliches Hilfsmittel nicht nur für den deutschen Pharmazeuten, sondern für alle, die mit der pharmazeutischen oder chemischen Branche zu tun haben. Zu gleicher Zeit haben wir uns bemüht, diese Arbeit auch für diejenigen Spanier und Südamerikaner wertvoll zu gestalten, die ihre deutschen Kenntnisse auf diesem Gebiete vervollkommnen wollen.

Es sollte uns freuen, wenn dieses Buch sich ebenfalls seinen Freundeskreis erringen würde, wie es bereits mit Erfolg die im gleichen Verlag erschienenen Werke von Dr. Barry (Englisch), F. Kamm bzw. Dr. Brunstein (Französisch) und J. Durst (Italienisch) getan haben.

Von den spanischsprechenden Staaten besitzen eigene Pharmakopöen:

    Spanien (Farmacopea Oficial Española, 7. Ausgabe, 1905),

    Argentinien (Farmacopea Nacional Argentina, 1. Ausgabe, 1898),

    Mexiko (Farmacopea Mexicana, 3. Ausgabe, 1896).

In den übrigen Staaten von Süd- und Mittelamerika wird bis zur Schaffung einer eigenen Pharmakopöe durchweg der Co dex français 1908 angewandt, während in Cuba und Porto Rico die United States Pharmakopöe, 8. Ausgabe, eingeführt ist.

So möge denn dieses Buch einem jeden, der es zu Rate ziehen will, von Nutzen sein, dann ist sein Zweck hinreichend erfüllt.

Für geeignete Vorschläge und Berichtigungen sind wir jederzeit dankbar.

Darmstadt, im Oktober 1912.

                                          Die Verfasser.

Prólogo.

El florecimiento de la industria química y del comercio internacional de sus productos dá ocasión hoy en día á las diversas profesiones interesadas de encontrar también con resultado ocupación en lejanas regiones. Especialmente un campo de fruto para el trabajo y los negocios se ha ido formando poco á poco en la América del Sur, lo que hay que deducir indudablemente del importante desarrollo económico de aquellos estados.

Esta obrita tiene por objeto de que sirva, nó sólamente á los farmacéuticos alemanes, como ayuda para aprender la lengua, sino también á todos los que están ligados con el ramo de productos farmacéuticos y químicos. Al propio tiempo hemos hecho lo posible, á fin de que élla sea asimismo útil para aquellos españoles y sud-americanos, que deseen perfeccionar sus conocimientos de alemán relacionados con el ramo.

Celebraremos que éste libro consiga crearse también su círculo de amigos, como lo han logrado ya con éxito las obras — dadas á luz por la misma casa editora — del Dr. Barry (en inglés), del F. Kamm y Dr. Brunstein (en francés) y de J. Durst (en italiano).

De los paises españoles, poseen únicamente Farmacopeas propias:

España (Farmacopea Oficial Española, 7ª edición, 1905),
Argentina (Farmacopea Nacional Argentina, 1ª edición, 1898) y
México (Farmacopea Mexicana, 3ª edición, 1896).

En los otros paises de la América Central y del Sud se usa de una manera general — hasta que se publique una farmacopea propia — el „Codex francés 1908". En Cuba y Puerto-Rico se reconoce la de los Estados Unidos VIII.

Que éste libro sea, pues, de utilidad para todo él que haga uso de él y así cumplirá bien su cometido.

Quedaremos siempre agradecidos por las indicaciones y correcciones apropiadas, que se nos designen.

Darmstadt, Octubre del 1912.

Los autores.

Inhalt.

Seite
1. Das Wichtigste für die Aussprache 1
2. Apotheke, Personal, Einrichtung, Geräte usw. ... 2
3. Chirurgische Artikel und Verbandstoffe 9
4. Drogen, Chemikalien und pharmazeutische Präparate:
   I. Drogen 13
   II. Chemikalien und pharmazeutische Präparate 18
5. Wichtige medizinische Ausdrücke für die Wirkung einiger Arzneimittel 29
6. Rezeptur:
   I. Einige Beispiele von spanischen Rezepten 31
   II. Besondere Ausdrücke der spanischen Rezepte 32
7. Der menschliche Körper 34
8. Die Krankheiten des menschlichen Körpers ... 38
9. Schädliche Tiere und Insekten 43
10. Geldsorten 44
11. Maße und Gewichte ... 45
12. Allgemeine Ausdrücke (deutsch-spanisch) 46

Indice.

Página
1. Lo más esencial para la pronunciación 1
2. Farmacia, Personal, Instalación, Utensilios, etc. 2
3. Artículos de Cirujía y Vendajes 9
4. Drogas, Productos Químicos y Preparaciones Farmacéuticas:
   I. Drogas 13
   II. Productos Químicos y Preparaciones Farmacéuticas 18
5. Principales términos medicinales para expresar el efecto de algunos medicamentos . 29
6. Receta:
   I. Algunos ejemplos de recetas españolas 31
   II. Términos particulares de las recetas españolas 32
7. El cuerpo humano ..34
8. Las enfermedades del cuerpo humano 38
9. Animales é Insectos nocivos 43
10. Monedas 44
11. Medidas y Pesos 45
12. Vocabulario general (alemán-español) 46

Seite	Páginas
13. Gespräche 63	13. Diálogos 63
14. Kaufmännische Ausdrücke (deutsch-spanisch) 67	14. Vocabulario comercial (alemán-español) ... 67
15. Korrespondenz 80	15. Correspondencia 80
16. Allgemeine Ausdrücke (spanisch-deutsch) 87	16. Vocabulario general (español-alemán) ... 87
17. Kaufmännische Ausdrücke (spanisch-deutsch) 112	17. Vocabulario comercial (español-alemán) ...112

1. Das Wichtigste für die Aussprache!

Betonung:

Alle auf einen Vokal (ia, ua, ue etc. gelten als einfache Vokale) und auf n und s endigenden Wörter haben den Ton auf der vorletzten Silbe. (Alle auf einen Konsonanten (außer n und s) endigenden Wörter haben den Ton auf der Endsilbe.

Alle Abweichungen haben den Ton auf der akzentuierten Silbe. z. B. la cueva, der Keller; el vapor, der Dampf; la meningitis, die Gehirnentzündung; el pulmón, die Lunge.

Eigentümlichkeiten:

Es gibt im Spanischen k e i n e Nasallaute und kein doppeltes s. Die T i l d e dient zur Unterscheidung des n vom ñ und befindet sich zuweilen ü b e r dem n. Dieses ñ muß dann etwa nj (vgl. im Franz. cognac) ausgesprochen werden: z. B. yerba de beleño, Bilsenkraut. Das T r e m a steht zuweilen über einem zwischen g und e oder g und i stehenden u (also ü). In diesem Falle muß das ü wie unser deutsches u ausgesprochen werden, während das u sonst stumm bleibt.

c		vor e und i ungefähr wie ß sonst wie k.
ch	sprich	wie tsch; z. B. mucho, viel sprich: mutscho, jedoch möglichst weich.
g	„	vor e und i wie das deutsche ch, sonst wie g.
gn	„	wie g-n, also s t e t s getrennt aussprechen (vgl. griech. sigma).
h	s t e t s	s t u m m; la hoja, das Blatt spr.: la ocha.
j	„	wie deutsches ch (vgl. g vor e und i)
ll	„	wie lj, doch mehr nach dem j zu vgl. el cepillo (spr. cepiljo).
ñ	vgl. die Tilde.	
q	s t e t s	in Verbindung mit u spr. k(u); la quemadura (kemadura).
rr	wird durch Schwingen der Zungenspitze erzeugt; la tierra.	
s	s t e t s	scharf ausgesprochen wie deutsches ss (ß); el vaso spr.: wasso.
v	sprich	wie w; z. B. el vino, der Wein spr. el wino.
y	„	als Konsonant wie deutsches j; el rayo, der Strahl spr. el rajo; als Vokal wie i, z. B. hay, es gibt spr. ai.
z	„	wie c vor e und i oder ähnlich, wie die Aspiration des engl. th im Art.; el azafrán, der Safran.

Abkürzungen:

D. (Don) = Herr (bei Adressen stets Señor Don (Sr. D.); pl. Señores (Sres.).
Ud., Vd. oder nur V. = Usted = Sie (sing.).
Vds., Uds. = Ustedes = Sie (plur.).

Artikel:

männlich . . . . el, plur. los,
weiblich . . . . la, plur. las.
sächlich . . . . lo, plur. los.

Letzterer wird sehr selten und nur in allgemeinem Sinne gebraucht, z. B. lo bueno: das Gute; einige: algunos, ..as oder unos, ..as.

und = y (vor i und y des Wohlklangs wegen é).
oder = ó (vor o aus gl. Grunde ú).

2. Apotheke, Personal, Einrichtung, Geräte usw.
Farmacia, Personal, Instalación, Utensilios, etc.

Apotheke, f.	la farmacia, la botica
allopathische	la farmacia alopática
homöopathische	la „ homeopática
Taschen=	el botiquín
Apotheker, m.	el farmacéutico, boticario
Apothekenordnung, f.	la ordenanza de farmacia, la farmacopea
Apothekerrechnung, f.	la cuenta del boticario
Apothekerware, f.	la droga
Apothekergehilfe, m.	el ayudante de farmacia
Lehrling, m.; Eleve, m.	el aprendiz
Stößer, m.	el mancebo
Laufbursche, m.	el muchacho
Dienstmädchen, n.	la criada
Laboratorium, n.	el laboratorio
Keller, m.	la cueva
Materialkammer, f.	el almacén
Kräuterkammer, f.	la herboristería
Boden, m.	el granero
Offizin, f.	la oficina de farmacia
Abdampfschale, f.	la cápsula (taza) para evaporación
Ampulle, f.	la ampolla

Apparat, m.	el aparato
" Atmungs-	el aparato para respirar
" Dampf-	el " de vapor
" Inhalations-	el " para inhalación, el inhalador
" Sauerstoff-	el " de oxígeno
Becherglas, n.	la copa de vidrio
Bindfaden, m.	la guita, la cuerda
Binde, f.	la banda, la venda
Blasebalg, m.	el fuelle
Blech, n.	la lata
Blechdose, f. -schachtel, f.	la caja de lata
Bunsenbrenner, m.	el mechero de Bunsen
Dampfbad, n.	el baño de vapor
Deckel, m.	la tapa
Destillierapparat, m.	el alambique
Draht, m.	el alambre, el hilo
Drahtnetz, n.	la tela metálica
Dreifuß, m.	el trípode
Eimer, m.	el cubo, la cubeta
Eisschrank, m.	el armario frigorífico
Etikett, n.	la etiqueta
Etui, n.	el estuche
Faß, n.	el barril, el cuñete
Fäßchen, n.	el barrilito
Feile, f.	la lima
Feuer, n.	el fuego, la candela
Filter, n.	el filtro
Filtrierpapier, n.	el papel para filtrar
Flasche, f.	la botella
Flasche mit Glasstopfen, f.	la " con tapón de vidrio (tapón esmerilado)
Gas, n.	el gas
Gaze, f.	la gasa
Gewicht, n.	el peso
Glas, n. (Trinkglas n.)	el vaso
Glas, n. (Flakon m.)	el frasco, el pomo
Glasrohr, n.	el tubo de vidrio
Glasstab, m.	la varilla de vidrio
Gummi, m.	la goma
Hahn, m. (Faßhahn, m.)	el grifo
Hammer, m.	el martillo
Handtuch, n.	la tohalla
Heber, m.	el sifón
Kartenblatt, n.	la carta, el naipe
Kasse, f.	la caja

1*

Kessel, m.	la caldera
Kiste, f.	la caja, el cajón
Koliertuch, n.	el paño para colar
Kolierapparat, m.	el colador
Korbflasche, f.	la damajuana, la bombona
Korkstopfen, m.	el tapón de corcho
Korkzieher, m.	el sacatapón, el sacacorchos
Leinwand, f.	el lienzo
Licht, n.	la luz
Löffel, m.	la cuchara
„ Holz-	„ de madera
„ Horn-	„ de cuerno
„ Kaffee-	„ de café
Maßglas, n.	la medida
Mensur, f.	la medida
Messer, n.	el cuchillo
Mörser, m.	el mortero
Nagel, m.	el clavo
Oblate, f.	la hostia, la oblea, el disco
Oblaten-Verschluß-Apparat, m.	el aparato para cerrar discos
Ofen, m.	el hornillón, el horno
„ Koch-	la hornilla
„ Heiz-	la estufa
Paket, n.	el paquete
Papier, n.	el papel
„ Filtrier-	„ filtro
„ Fließ-	„ secante
„ Papp-, Pappe, f.	el cartón
„ Pergament-	el papel pergamino
„ Seiden-	„ de seda
Pastillenstecher, m.	el molde para pastillas
Pflaster, m.	el tafetán
Pillenmaschine, f.	la máquina para píldoras
Pillenrunder, m.	el pildorero
Pillenschachtel, f.	la caja para píldoras
Pinsel, m.	el pincel
Pinzette, f.	la pinceta
Pistill, n.	el majadero, la mano
Porzellanschale, f.	la cápsula de porcelana
Probierglas, n.	la probeta
Pulver, n.	el polvo
Pulverkapsel, f.	el sobre de polvo
Pumpe, f.	la bomba
Reagens, n.	el reactivo
Reagenzglas, n.	el vaso para reactivos
Reagenzpapier, n.	el papel reactivo

Regal, n.	el estante
Reibschale, f.	el mortero
Reißnagel, m.	la chinche
Retorte, f.	la retorta
Rezept, n.; Rezeptbuch, n.	la receta, el libro de recetas
Röhre, f.	el tubo
„ zugeschmolzen	el tubo á la lámpara
Sägemehl, n.	el aserrín
Sand, m.	la arena
Schachtel, f.	la caja
„ Blech-	„ de lata
„ Holz=	„ de madera
„ Papp-	„ de cartón
Schale, f.	la cubeta, la taza
Schaufenster, n.	el escaparate
Schere, f.	las tijeras
Scheidetrichter, m.	el embudo
Schelle, f.	el timbre, la campanilla
Schieblade, f.	el cajón
Schimmel, m.	el moho
Schlauch, m.	el tubo
„ Gummi-	„ de goma
Schmelztiegel, m.	el crisol
Schrank, m.	el armario
Schreibfeder f.	la pluma
„ -maschine, f.	la máquina de escribir
„ -tafel, f.	la pizarra
„ -tisch, m.	la carpeta
„ -zeug, n.	la escribanía
Schublade, f.	el cajón
Schwamm, m.	la esponja
Sieb, n.	el cedazo
Siegellack, m.	el lacre
Signatur, f.	el rótulo
Spahnschachtel, f.	la caja de viruta
Spatel, m.	la espátula
„ Holz-	„ de madera
„ Horn-	„ de cuerno
„ Metall-	„ de metal
Spirituslampe, f.	la lamparilla para alcohol
Spritzkork, m.	el tapón-gotero
Standgefäß, n.	el tarro-conserva, el bote-conserva, la conserva
„ aus Holz	el bote de madera
„ aus Pappe	el bote de cartón
„ aus Porzellan	el bote de porcelana

Stanniol, n., Silberpapier, n.	la hoja de estaño, el **papel de plata**
Stecknadel, f.	el alfiler
Stempel, m.	el sello
Stößel, m.	la mano, el majadero
Stuhl, m.	la silla
Tasse, f.	la taza
„ für Kranke	„ para enfermos
Topf, m.	el tarro, el bote
Treppe, f.	la escalera
Trichter, m.	el embudo
Trockenschrank, m.	el armario-estufa
Tropfen, m.	la gota
Tropfglas, n.	el frasco cuenta-gotas
Tür, f.	la puerta
Wage, f.	la balanza
„ Dezimal-, f.	la báscula
„ Hand-, f.	la balanza granatoria, - - de mano
„ Präzisions-, f.	la balanza de precisión
Ware, f.	la mercancía, el género
Waschbecken, n.	el lavamanos
Wasserbad, n.	el baño María
Zange, f.	las tenazas, las pinzas
Zündholz, n.	el fósforo, la cerilla

Emballagen und hierher gehörende Ausdrücke.
Envases y partes relacionadas con éllos.

Ausguß, m.	el pico
Ballon, m.	la bombona
Blechkiste, f.	la caja de lata
Boden eines Fasses, m., Faßboden, m.	el fondo de un barril
Boden einer Flasche, m.	el fondo de una botella
breit, Breite, f.	ancho, la anchura
Daube, f.	la duela
Deckel, m.	la tapa, la tapadera
„ Druck-	„ de presión
„ Glas-	„ de cristal
„ Karton- (Papp-)	„ de cartón
„ Korb-	„ para bombona
„ Schraub-	.. á tornillo
„ Zelluloid-	„ de celuloide
Demijohn, m.	la damajuana
Ecke, f.	la esquina, el ángulo

eckig	esquinado, angular
Faß, n.; Barrel, m.	el barril, el cuñete, la barrica
Eichenholz=	,, de roble
Eisen=	,, de hierro
Export=	,, para la exportación
Tannenholz=	,, de pino
flach	plano
Flasche, f.	la botella
Blech=	,, de lata
Ceresin=	,, de ceresina
Guttapercha=	,, de gutapercha
Hartgummi	,, de goma dura
Nickel=	,, de niquel
Porzellan=	,, de porcelana
Ton= (Tonkrug, m.)	,, de barro (el jarro)
Glas, n.	el frasco, el pomo
Pulver=	el frasco para polvo
Tropf=	el frasco-gotero
Weithals=	el frasco de gollete ancho
Griff, m.	el asa, el mango
Haken, m.; Häkchen, n.	el gancho, el ganchillo
Hals, m.	el gollete
Henkel, m.	el asa
hoch	alto
Höhe, f.	la altura
Holzwolle, f.	la lana de madera, la viruta fina
Kante, f.	el canto
Kapsel, f.	la cápsula
Karton, m.; Schachtel, f.	el cartón, la caja
Kieselgur, f.	la tierra fósil, la tierra silícea
Kiste, f.	la caja, el cajón
Kistchen, n.	la cajita, el cajoncito
Korb, m.	la cesta, el cesto
Über=, m.	el doble cesto
Korbflasche, f.	la bombona
lang, Länge, f.	largo, la longitud
Leinen, n.	la tela, el lienzo
Teer=	,, alquitranada, --embreada
,, wasserdichtes	,, impermeable
niedrig, tief	bajo
Öffnung, f.	la boca, la abertura
Öse, f.	el ganchillo, la corcheta
oval	oval
Papier, n.	el papel

Papier	el papel
Guttapercha-	,, de gutapercha
Pack-	,, para envolver
Pergament-	,, pergamino
Pflanzen-	,, vegetal
Seiden-	,, de seda
Wachs-	,, encerado
Rand, m.	el borde
Reif, m.	el aro, el arco
Röhre, f.	el tubo
Röhrchen, n.	el tubito
rund	redondo
Sack, m.	el saco
Jute-	,, de yute
Nessel-	,, de muselina
Sägemehl, n.	el aserrín
Scharnier, n.	la bisagra
Seite, f.	el costado, el lado
Spitze, f.	la punta
,, ausgezogene	,, saliente
,, gerade	,, recta
,, gebogene	,, torcida
stopfen	rellenar
Stöpsel, m.	el tapón
Glas-	,, de vidrio, - - esmerilado
Gummi-	,, de goma
Holz-	,, de madera
Kork-	,, de corcho
Porzellan-	,, de porcelana
Topf, m.	el tarro, el bote
Glas-	,, de cristal
Porzellan-	, de porcelana
Steingut-	,, de barro
Tuch, n.	la tela
Öl-	,, impregnada de aceite
Pack-	,, para embalar
Verpackung, f.; Einhüllung, f.	la envoltura
Verschluß, m.	el cierre, la cerradura, el precinto
,, automatischer	,, automático
,, Gelatine-	,, de gelatina
,, Metall-	,, de metal
viereckig	cuadrado
Zellstoffwatte, f.	el algodón en forma de tela
zulöten, verlöten.	soldar

Zylinder, m.   el cilindro
  Eisen=   ,, de hierro
zylindrisch   cilíndrico

3. Chirurgische Artikel und Verbandstoffe.
Artículos de Cirujía y Vendajes.

Ätzstift, m.   el lápiz para cauterizar
Albuminometer, n.   el albuminimetro
Alkoholometer, n.   el alcoholimetro
Augenbusche, f.   el bañaojos
Augenpipette, f.   el cuentagotas para ojos
Augenspiegel, m.   el oftalmoscopo
Ballenring, m.   el parche para callos
Besteck, n. (Instr.)   el estuche
Bettunterlage, f.   la tela de cauchú para cama
Binde, f.   el vendaje, la venda
  ,, Augen=   la venda para ojos
  ,, Baumwoll=   ,, de algodón
  ,, Cambric=   ,, de cambric
  ,, Flanell=   ,, de franela
  ,, Gaze=   ,, de gasa
  ,, ,, appretiert   ,, de gasa aprestada
  ,, Gummi=   ,, de goma
  ,, Gips=   ,, enyesada
  ,, Leinen=   ,, de hilo
  ,, Menstruations= (Monats=)   ,, para la menstruación
  ,, Mull=, hydrophile   ,, de gasa hidrófila
  ,, Ohren=   ,, para orejas
  ,, Trikot=   ,, de tejido de punto
  ,, Trikotschlauch=   ,, de tricot tubular
  ,, Wasserglasverband=   ,, con silicato de potasa
  ,, Watte=, geleimt   ,, de guata engomada
Blutegel, m.   la sanguijuela
Brille, f.   los anteojos, los lentes, las gafas
Bruchband, n.   el braguero
Brusthütchen, n.   la pezonera
  ,, Glas=   ,, de vidrio
  ,, Gummi=   ,, de goma
Carbolpräparate, n. pl.   los artículos fenicados
Catgut, n.   el catgut

Charpie, f.	las hilas
Compresse, f.	la compresa
Drahtschiene, f.	las tablillas metálicas
Dreieckiges (Esmarch=) Tuch, n.	la tela triangular
Eisbeutel, m.	la bolsa para hielo
Einnehmeglas, n.	el vaso graduado
Einnehmelöffel, m.	la cuchara para enfermos
Englisch Pflaster, n.	el tafetán inglés
Fingerbinde, f.	la venda para dedos
Fingerling, m.	el dedil
Frottierartikel, m. pl.	los artículos para friccionar
Frottierhandschuh, m.	el guante para fricciones
Glaswolle, f.	el algodón de vidrio
Glied, n. (künstliches)	el miembro artificial
Golddraht, m.	el hilo de oro
Gürtel, m.	el cinturón
Gummihandschuhe, m. pl.	los guantes de cauchú (caucho)
Gummikniestrümpfe, m. pl.	las rodilleras de goma
Gummistrümpfe, m. pl.	las medias de goma
Guttaperchapapier, n.	el papel de gutapercha
Haarbürste, f., Kopf=	el cepillo para la cabeza
Halspinsel, m.	el pincel para la garganta
Handbürste, f.	el cepillo para las manos
Holzschiene, f.	las tablillas de madera.
Hörrohr, n.	la trompetilla acústica, el estetoscopio
Hospitaltuch, n; Öltuch, n., Billrothbatist m. Mosetigbatist, m.	la tela á la linaza la batista engomada
Hühneraugenring, m.	el parche para callos
Impfschutz, m.	el apósito protector de vacuna
Impfstoff, m.	la linfa
Irrigator, m.	el irrigador, la ducha
Kamm, m.	el peine
Katheter, m.	la cánula, el catéter
Kehlkopfspiegel, m.	el laringoscopo
Kinderflasche, f.	el biberón
Klistierspritze, f.	la lavativa
Lint, m., rein.	la lintea (pura)
Luftkissen, n.	la almohada de aire
Lutscher, m.	el pezón, la tetina, el chupador
Milchpumpe, f.	el tiraleche, el sacaleche
Mikroskop, n.	el microscopio
Nabelbinde, f.	el ombliguero

Nachtlampe, f.	la lamparilla de noche
Nachtlicht, n.	la mariposa
Nadel, f.	la aguja
" Wund=	„ para suturas
Nagelbürste, f.	el cepillo para las uñas
Nagelputzer, m.	el limpiauñas
Notverband, m.	el apósito de primera necesidad
Ohrenspritze, f.	la jeringa para oídos
Ohrenreiniger, m.	el limpiaoídos
Operationsmesserchen, n.	el bisturí
Packung, f.	la cataplasma
Pinsel, m.	el pincel
Pinzette, f.	la pinceta
Preß=Schwamm, m.	la esponja comprimida
Puderquast, m.	la borla para polvo
Pulver, n.	el polvo
Rasiermesser, n.	la navaja de afeitar
Rasierpinsel, m.	la brosa para afeitar
Rasierseife, f.	el jabón para afeitar
Säge, f., Amputations=	la cierra para amputaeiones
Saugflasche, f.	el biberón
Schale, f.	la palangana
Schere, f.	las tijeras
Schlauch, m.	el tubo
Schminke, f.	el colorete
Schröpfkopf, m.	la ventosa
Schwamm, m.	la esponja
Schwammbeutel, m.	la bolsa para esponjas
Seide, f., Näh=	la seda para suturas
Seife, f.	el jabón
" Kali=	„ de potasa, el jabón blando de potasa
" Natron=	„ de sosa
" Toilette=	„ para el tocador
" medizinische	„ medicinal
Sicherheitsnadel, f.	el alfiler imperdible el alfiler de seguridad
Silberdraht, m.	le hilo de plata
Sonde, f.	la sonda
Spatel, m.	la espátula
Spekulum, n. (Mutterspiegel, m)	el espéculo
Spritze, f.	la jeringa
" Birn=	„ en forma de pera
" Glas=	„ de vidrio
" Gummi=	„ de goma

Spritze, f., Pravaz-	la jeringa de Pravaz
„ Subkutan-	„ hipodérmica
Spucknapf, m.	la escupidera
Strumpfhalter, m.	la liga para medias
Suspensorium, n.	el suspensorio
Tampon, m.	el tampón
Thermometer, n.	el termómetro
„ Bade-	„ para baños
„ Fieber-	„ para médicos, - - clínico
„ Zimmer-	„ para cuartos
Tropfenzähler, m., (Pipette, f.)	el cuenta-gotas
Tupfer, m., Gaze-	la muñequilla de gasa
Urinflasche, f.	el orinal
Verbandmull, m.	la gasa para apósitos, - - hidrófila
„ Borsäure-	la gasa boricada
„ Carbol-	„ fenicada
„ Jodoform-	„ yodoformada
„ Salizylsäure-	„ salicilada
„ Salol-	„ al salol
„ Sublimat-	„ al sublimado
„ Thymol-	„ al timol
Verbandkasten, m.	la caja de apósitos
Verband, steriler, m.	el apósito esterilizado
Wachstuch, n.	la tela de hule
Wachstaffet, m.	el tafetán encerado
Waldwolle, f.	la lana de pino silvestre
Wärmflasche, f.	el calentador
Watte, f.	el algodón hidrófilo, el algodón absorbente
„ blutstillende	„ hemostático
„ Gicht-, Rheumatismus-	„ antigotoso, antireumático
„ Kohlen-	„ carbonizado
„ Zahn-	„ contra el dolor de muelas
Watterollen, f. pl.	„ en rollos
Zahnbürste, f.	el cepillo para los dientes
Zahnring, m.	el anillo para la dentición
Zahnstocher, m.	el limpiadientes, el palillo de dientes
Zerstäuber, m.	el pulverizador
Zungenreiniger, m.	el limpialengua

4. Drogen, Chemikalien und pharmazeutische Präparate.

Drogas, Productos Químicos y Preparaciones Farmacéuticas.

I. Drogen — Drogas:

Agar-Agar	Agar-Agar, n.	Agar Agar, m. (Cola del Japón, f.)
Aloe	Aloe, f.	Aloes, m. (Acíbar, f.)
Amygdalae dulces	Mandeln, süße, f. pl.	almendras dulces, f. pl.
,, amarae	Mandeln, bittere	almendras amargas, f. pl.
Amylum	Stärkemehl, n.; Stärke, f.	almidón, m.
Asphaltum syriacum	Syrischer Asphalt, m.	betún de Judea, m.
Baccae juniperi	Wachholderbeeren, f.	bayas de enebro, f. pl.
Balsamum Mecca	Mekkabalsam, m.	bálsamo de la Meca, m.
Benzoë	Benzoe, f.	benjuí, m.; goma benjuí, f.
Camphora	Kampfer, m.	alcanfor, m.
Carbo tiliae	Lindenkohle, f.	carbón de tilo, m.
Cortices	Rinden	*Cortezas (Cáscaras), f. pl.*
Cortex aurantii amar. fruct.	Orangenschale, f.	corteza de naranjas amargas
,, chinae	Chinarinde, f.	,, de quina
,, citri fruct.	Zitronenschale, f.	,, de limón
,, gossypii rad.	Baumwollwurzelrinde, f.	,, de algodón (de la raiz)
,, mezerei	Seidelbastrinde, f.	,, de torvisco
,, quercus	Eichenrinde, f.	,, de roble (encina)
,, salicis	Weidenrinde, f.	,, de sauce
Crocus	Safran, m.	azafrán, m.
Fabae	Bohnen, f.	*Habas, f. pl.*
Fabae St. Ignatii	St. Ignatiusbohnen, f.	Habas de San Ignacio

Flores	Blumen, f.; pl. Blüten, f. pl.	*Flores, f. pl.*
Flores althaeae	Eibischblüten, f.	Flores de altea (malvabisco)
,, aurantii	Orangenblüten, f.	,, de azahar
,, boraginis	Boretschblüten, f.	,, de borraja
,, carthami tinct.	Färberdistel, f.; Saflor, m.	,, de cártamo (alazor)
,, chamomillae	Kamillenblüten, f.	,, de manzanilla
,, convallariae maj.	Maiblumen, f.	,, de convalaria (lirio de los valles)
,, cinae	Zittwerblüten, f.; Wurmsamen, m.	,, de santónicos (semencontra)
,, cyani	Kornblumen, f.	,, de aciano
,, gnaphalii	Katzenpfötchen, pl.	,, de siempreviva (amarilla)
,, lamii albi	Taubnesselblüten, f	,, de ortiga
,, lavandulae	Lavendelblüten, f	,, de lavándula (espliego, alhucema)
,, millefolii	Scharfgarbenblüten, f.	,, de yerba de San Juan
,, papaveris, rhoeados	Mohnblüten, f. Klatschrosenblüten, f.	,, de amapolas
,, sambuci	Flieder-, Holunderblüten, f.	,, de saúco
,, tiliae cum bract.	Lindenblüten, f.	,, de tilo con bracteas
,, violae odoratae	Veilchenblüten, f.	,, de violeta olorosa
,, violae tricoloris	Stiefmütterchen, n.	,, de viola tricolor (pensamiento)
Folia et Herbae	Blätter, n. (pl.) und Kraut, n.	*Hojas y Yerbas (Hierbas) f. pl.*
Folia absinthi	Wermuth, Absinth, m.	Hojas de ajenjo
,, asperulae, matrisilvae	Waldmeister, m.	,, de aspérula (madreselva)
,, betulae alb.	Birkenblätter, n.	,, de álamo blanco
,, cannabis indicae	Ind. Hanfkraut, n.	,, de cáñamo índico

Folia	capillorum veneris	Frauenhaar, n.	Hojas de culantrillo
,,	cardui benedicti	Gottesgnadenkraut, n.	,, de cardo santo
,,	chenopodii ambrosioides	Jesuitentee, m.; Mexikan. Traubenkraut, n.	,, de ceñiglo
,,	cichorii	Zichorienblätter, n. pl.	,, achicoria
,,	conii maculati	Gefleckter Schierling, m.	,, de cicuta común
,,	farfarae	Huflattich, m.	,, de fárfara (tucílago)
,,	galegae off.	Geißraute, f.	,, de ruda
,,	hederae terr.	Gundermann, m.	,, de yedra
,,	hydrocotyle	Wassernabelkraut, n.	,, de hidrocótila
,,	hyoscyami	Bilsenkraut, n.	,, de beleño
,,	juglandis	Walnußblätter, n.	,, de nogal
,,	lactucae virosae,	Giftlattich, m.	,, de lechuga
,,	melissae	Melisse, f.	,, de melisa (toronjil)
,,	menthae crispae	Krauseminze, f.	,, de menta crespa (Yerba buena)
,,	menthae piperitae	Pfefferminze, f.	,, de menta piperita
,,	millefolii	Schafgarbe, f.	,, de yerba de San Juan
,,	myrti	Myrtenblätter, n.	,, de mirta (arrayán)
,,	myrtilli	Heidelbeerblätter, n.	,, de mirtila (arrándano)
,,	origani cretici	Span. Hopfen, m.	,, de orégano crético
,,	petroselini	Petersilie, f.	,, de perejil
,,	plantaginis	Wegerich, m.	,, de llantén
,,	rorismarini	Rosmarin, m.	,, de romero
,,	rubi fructicosi	Brombeerblätter, n.	,, de zarzamora
,,	solani nigri	Nachtschatten, m.	,, de solano negro
,,	thymi	Thymian, m.	,, de tomillo
,,	trifolii fibrini	Bitterklee, m.	,, de trébol acúatico

Folia	urticae dioicae	Brennessel-blätter, n.	Hojas de ortiga
„	uvae ursi	Bärentrauben-blätter, n.	„ uva-ursi (gayuba)
„	verbenae	Eisenkraut, n.; Verbene, f.	„ de verbena (yerba Luisa)

Fructus, Semina et Grana		Früchte, Samen und Körner, pl.	*Frutos, m. pl., Semillas (Simientes), f. pl., y Granos, m. pl.*
Fructus	abelmoschi	Abelmoschus-samen, m.	Frutos de abelmosco (ambreta)
„	alkekengi	Judenkirsche, f.	„ de alquequenge
„	anethi	Dillsamen, m.	„ de eneldo
„	capsici annui	Spanischer Pfeffer, m.	„ de pimiento de España
„	carvi	Kümmelsamen	„ de alcaravea
„	cassiae fistulae	Röhren-, Purgier-kassie, f.	„ de caña fístula
„	cucurbitae	Kürbissamen	„ de calabaza
„	cumini	Römischer Kümmel, m.	„ de comino
„	cydoniae	Quittenkörner, n. pl.	„ de membrillos
„	cynosbati	Hagebutten, f. pl.	„ de escaramujo
„	ebuli	Attigbeeren, f. pl.	„ de yesgo
„	erucae	Weißer Senf-samen	„ de mostaza blanca
„	foeniculi	Fenchelsamen	„ de hinojo
„	foenugraeci	Bockshornsamen	„ de alholvas
„	hyoscyami	Bilsenkraut-samen, m.	„ de beleño
„	jujubae	Jujuba-, rote Brustbeere, f.	„ de azufaifa
„	juniperi	Wacholderbeeren	„ de enebro (ginebra)
„	myrtilli	Heidelbeeren	„ de mirtila (arrándano)
„	phalaris canariens.	Glanzkorn, n.	„ de alpiste
„	psyllii	Flohsamen, m.	„ de zarragatona

Fructus (glandes) quercus	Eicheln, f. pl.	Frutos de bellotas
,, rhamni cathartici	Kreuzbeeren, f.	,, de espino cerval
,, sinapis	Senfsamen, schwarz	,, de mostaza negra
Lapides canciorum	Krebsaugen, n. pl.	ojos de cangrejo, m. pl.
Lapis pumicis	Bimsstein, m.	piedra pómez, f.
Ligna	Hölzer, n. pl.	*Palos, m. pl.*
Lignum quassiae	Fliegenholz, Quassiaholz	Palo de cuasia
,, santalin.	Sandelholz, n.	,, de sándalo
Lichen Carragheen	Isländ. Moos, n.	Liquen de carragen, m.
,, islandicus	Isländisches Moos, n.	,, islándico
Lycopodium	Hexen-, Wurmmehl, Lykopodium, n.	Licopodio, m. (azufre vegetal m.)
Moschus ex vesicis	Moschus, m.	Almizcle, m.; sin las bolsas (sin las vejigas)
Radices	Wurzeln, f. pl.	*Raices, f. pl.*
Radices consolidis	Schwarzwurzeln	Raíz de consueldo
,, ebuli	Attigwurzeln	,, de yesgo
,, liquiritiae	Süßholzwurzeln	,, de regaliz (orozuz)
,, ononidis	Hauhechelwurzeln	,, de gatuña
,, pyrethri	Bertramswurzeln	,, de piretro (pelitre)
,, rhei	Rhabarberwurzeln	,, de ruibarbo
Rhizoma	Wurzelstöcke, m. pl.	*Rizomas, f. pl.*
Rhizoma calami	Kalmuswurzel	Rizoma de cálamo (ácoro)
,, contrayervae	Giftwidrige Dorstenia, f. Bezoargiftwurzel, f.	,, de contrayerba
,, filicis maris	Farnkrautwurzel, f.	,, de helecho macho
,, graminis	Queckenwurzel, f.	,, de grama

Rhizoma iridis florentin.	Veilchenwurzel, f.	Rizoma de lirio de Florencia
„ zingiberis	Ingwerwurzel, f.	„ de gengibre
Sandaraca	Sandarak, m.	Goma-resina de sandaraca, f.
Sanguis draconis	Drachenblut, n.	Goma-resina sangre de drago, f.
Secale cornutum	Mutterkorn, n.	Cornezuelo de centeno, m.
Sirupus simplex	Zuckersirup, m.	Jarabe simple, m.
Species amarae	Spezies zum Bittertee	Especies amargas
„ aromaticae	Aromatische Spezies, f.	„ aromáticas
„ diureticae	Harntreibender Tee, m.	„ diuréticas
„ emollientes	Erweichende Spezies, f.	„ emolientes
„ fumales	Räucherspezies, f.	„ odoríferas
„ laxantes	Abführende Spezies, f.	„ purgantes
„ pectorales	Brusttee, m.	„ pectorales, hojas compuestas para el pecho
Spermaceti, Cetaceum	Walrat, n.	Esperma de ballena, f.
Stipites cerasorum	Kirschstengel, m. pl.	Tallos de cerezas, m. pl.
Styrax liquidus	Flüssiger Storax	Estoraque, m.
Succus juniperi	Wacholdersaft, m.	Jugo de enebro
„ liquiritae	Lakritzen, m.	„ (zumo) de regaliz, m.
„ rubi idaei (Sirupus)	Himbeersaft, m. Himbeersirup, m.	„ de frambuesa Jarabe de frambuesa

II. Chemikalien und pharmazeutische Präparate.

Productos Químicos y Preparaciones Farmacéuticas.

Da die spanische Nomenklatur der genannten Artikel sich in den Hauptpunkten an die lateinische anlehnt, so sollen hier nur einige spezifisch spanische Ausdrücke und der Vollständigkeit halber eine Einführung in die spanische Benennung nebst einigen typischen Beispielen Erwähnung finden, die dem Fachmann einen Einblick in die Wortbildung ermöglichen.

Der lateinische Ablativ entspricht meist dem spanischen Nominativ, und zwar hängen die lateinischen **Masculina** und **Neutra** ein ...o bzw. ....io an den Stamm, während bei den **Femininis** die Endung ...a bleibt.

BB.: tartarus — tartaro, m., ferner noch ammonium, calcium, bromum, extractum bilden amonio, calcio, bromo, extracto. Fem.: essencia, tinctura — esencia, tintura.

Man merke: **Kalium, K,** ist stets **potasio, m.,** oder **potasa, f.,**
Natrium, Na, stets **sodio, m.,** oder **soda, sosa, f.**

Zusammengesetzte deutsche Wörter werden im Spanischen entweder durch Genitivkonstruktion mit **de** oder durch adjektivischen Gebrauch **eines** Komponenten gebildet.

BB.: tinctura aloes   Aloetinktur, f.   tintura de acíbar
      aether chloratus   Äthylchlorid, n.   cloruro de etilo, etilo clorhídrico
      Kalium broma-   Bromkalium, n.   Bromuro potásico
      tum

Cl-, J-, Br-, Fl-, P-, S-, C- und Cn-Verbindungen binären Charakters, ferner solche mit Atomkomplexen (C_2H_5Cl) haben meist die span. Endung ....**uro,** entsprechend der lateinischen Endung ...**atum.**

BB.: cloruro (clorhidrato oder hidroclorato meist bei organ. Verbind. (Alkaloiden) gebraucht), yoduro, bromuro (hidrobromato oder bromhidrato), fluoruro, fosfuro, sulfuro, carburo, cianuro.

Die sonstigen Salze haben die Endung:

lateinisch:	spanisch:	Säuren:
....**icum** (sulfuricum)	....**ato** (sulfato)	....**ico** (ácido sulfúrico)
phosphoricum, uricum, jodicum	fosfato, urato, yodato	ácido fosfórico, etc.
....**osum** (sulfurosum)	....**ito** (sulfito)	....**oso** (ácido sulfuroso)
phosphorosum, nitrosum	fosfito, nitrito	ácido fosforoso, etc.

BB: Lithium chloratum, LiCl . .   litio cloruro
     Zincum phosphoratum, Zn_3P_2 Zinc fosfuro
     Wolframium oxychloratum,
         $WOCl_4$ . . . .   tungsteno oxicloruro
     Ammonium rhodanatum,
         NH_4CNS . . . .   amonio sulfo-cianuro
     Kalium arsenicicum,
         K_2HAsO_4 . . . .   potasio arseniato, arseniato potásico

Natrium arsenicosum NaAsO₂ sodio arsenito, arsenito sódico
Calciumcarbid, CaC₂ . . . . calcio carburo
Carboneum sulfuratum, CS₂ carbono sulfuro
Acidum tannicum, Tannin,
C₁₄H₁₀O₉ . . . . ácido tánico, tanino
Acidum stearinicum,
C₁₇H₃₅COOH . . . . . . ácido esteárico

lateinisch: latín	deutsch: alemán	spanisch: español
Acetum	Essig, m.	el vinagre
„ aromaticum	Toiletteessig, m.	„ de los cuatro ladrones
„ opii (gutt. nigrae)	Opiumessig, m.	el vinagre de opio compuesto, gotas negras
„ plumbi	Bleiessig, m.	el vinagre de plomo, --- de saturno
„ pyrolignosum	Holzessig, m.	el vinagre de madera
„ scillae	Meerzwiebelessig, m.	„ de escila, „ escilítico
Acidum aceticum	Essigsäure, f.	el ácido acético
„ arsenicicum	Arsensäure, f.	el ácido arsenícico
„ arsenicosum	Arsenige Säure, f.	el ácido arsenioso, el arsénico,
	Arsenik, m., As₂O₃	el arsénico blanco
„ carbolicum	Karbolsäure, f.; Phenol, n.	el ácido fénico, --- carbólico, el fenol
„ hydrochloricum	Salzsäure, f.	el ácido clorhídrico, --- hidroclórico
„ lacticum	Milchsäure, f.	el ácido láctico, --- galáctico
„ nitricum	Salpetersäure, f.	el ácido nítrico, --- azotóico
„ sulfuricum	Schwefelsäure, f.; Vitriolöl, n.	el ácido sulfúrico, el aceite de vitriolo
Aether aceticus	Essigäther, m.	el éter acético, el acetato de etilo
	Äthylazetat, n.	el éter etilacético
„ bromatus	Bromäthyl, n.	el éter bromhídrico, bromuro de etilo
„ chloratus	Chloräthyl, n.	el éter clorhídrico, cloruro de etilo

Aether sulfuricus	Schwefeläther, m.	el éter sulfúrico, - - - normal,
,, ,,	Äthyloxyd, n.	el éter vitriólico, - - - hídrico, óxido de etilo
Adeps lanae	Wollfett, n.; Lanolin, n.	la grasa de lana, la lanolina
,, suillus	Schweineschmalz, n.	la manteca (grasa) de cerdo
Alcohol absolutus	Alkohol, absoluter, m.	el alcohol absoluto
Alcohol sulfuris	Schwefelkohlenstoff, m.	el carbono sulfuro
Alumen ustum	Gebrannter Alaun, m.	el alumbre calcinadó
Alumen kalinum	Kalialaun, m.	,, de potasio
Aluminium sulfuricum	Aluminiumsulfat, n.	el aluminio sulfato (la alúmina sulfato)
Ammon. chloratum	Ammoniumchlorid, n; Salmiak, m.	el amonio cloruro, la sal amoniaco
Amylum oryzae	Reisstärke, f.	el almidón de arroz
,, tritici	Weizenstärke, f.	,, de trigo
— —	Anilinfarben	colores de anilina, los
Aqua amygdalarum amar.	Bittermandelwasser, n.	el agua de almendras amargas
,, anisi	Aniswasser, n.	,, de anís
,, aurantii flor.	Orangenblütenwasser, n.	,, de azahar
,, calcariae	Kalkwasser, n.	,, de cal
,, destillata	Destilliertes Wasser, n.	,, destilada
,, foeniculi	Fenchelwasser, n.	,, de hinojo
,, laurocerasi	Kirschlorbeerwasser, n.	,, de laurel cerezo
,, picis	Teerwasser, n.	,, de brea
,, pluvialis	Regenwasser, n.	,, de lluvia
Argentum nitricum	Salpetersaures Silber, n.; Höllenstein, m.	el nitrato de plata, la piedra infernal
Aurum	Gold, n.	el oro
Baryum carbonicum	Baryumkarbonat, n., Baryt, m.	el bario (la barita) carbonato

Benzinum	Benzin, n.	la bencina
Bismuth. subnitricum	Wismutsubnitrat, n.	el bismuto subnitrato
Calcaria hypochlorosa	Chlorkalk, m.	la cal clorada
Calc. carbonic. praecipit.	Präzipitierter kohlensaurer Kalk, m.; Kreide, f.	el calcio carbonato precipitado la creta, la tiza
,, oxydatum hydricum	Kalziumhydroxyd, n., Ca(OH)$_2$	el calcio óxido hídrico
,, oxydatum	Ätzkalk, m., CaO	la cal, cal viva, protóxido de calcio
Chinin. sulfuric.	Chininsulfat, n.	el sulfato de quinina
,, dulce	—	la quinina dulce
Chloroformium	Chloroform, n.	el cloroformo, formeno triclorado
Cuprum sulfuricum aluminatum	Kupferaluminiumsulfat, n.	el cobre sulfato-aluminato (Piedra divina)
Cuprum sulfuricum	Kupfersulfat, n.	el cobre sulfato
Emplastrum adhaesivum	Heftpflaster, n.; Sparadrap, n.	el emplasto adhesivo, el esparadrapo
,, cantharidatum	Kanthaidenpflaster, n.	el emplasto de cantáridas
,, diachylon comp.	Diachylonpflaster, n.	,, diaquilón gomado
,, plumbi simplex	Bleipflaster, n.	,, de protóxido de plomo, - - - simple, - - - de litargirio, - - - de la Virreina
Extractum absinthii	Wermutextrakt, n.	el extracto de ajenjo
,, fabar. Calabar	Kalabarbohnenextrakt, n.	,, de habas del Calabar
,, ferri pomati	Apfelsaures Eisenextrakt, n.	,, de hierro malato
,, filicis maris	Farnkrautextrakt, n.	,, de helecho macho
,, (succus) liquiritiae	Süßholzextrakt, n.; Lakritzen, m.	,, (zumo) de regaliz (de orozuz)
,, secalis cornuti	Mutterkornextrakt, n.	,, de cornezuelo de centeno

Faex medicinalis	Hefe, medizinische, f.	la levadura de cerveza medicinal
Fel tauri	Ochsengalle, f.	la hiel de vaca
Ferrid-Ammonium citricum	Eisenammoniumzitrat, n.	el citrato de hierro amoniacal
Ferrum dialysatum	Dialysiertes Eisen, n.	el hierro (Fierro) dializado
,, reductum	Reduziertes Eisen, n.	,, reducido
,, sesquichloratum	Eisenchlorid, n.	,, percloruro
Glycerinum raffinat.	Raffiniertes Glyzerin, n.	la glicerina refinada
Hydrargyrum vivum	Quecksilbermetall, n.	el mercurio vivo, el azogue
,, bichloratum corros.	Sublimat, n.	el mercurio bicloruro, el sublimado corrosivo
,, chloratum	Kalomel, n.	el mercurio cloruro, los calomelanos
,, oxydat. flavum	Gelbes Quecksilberoxyd, n.	el mercurio óxido precipitado amarillo
,, oxydatum rubrum	Rotes Quecksilberoxyd, n.	el mercurio óxido precipitado rojo
Hydrogenium peroxydatum	Wasserstoffsuperoxyd, n.	el peróxido de hidrógeno, el agua oxigenada
Hirudines	Blutegel, m. pl.	vide (véase) drogas
Jodoformium	Jodoform, n.	el yodoformo (iodoformo)
Kalium bioxalic. $\left(=\dfrac{COOH}{COOK}\right)$	Saur. Kaliumoxalat, n.	el oxalato de potasio ácido
,,	Kleesalz, n.	la sal de acedera, bioxalato de potasio
, cyanatum	Zyankalium, n. KCN	el potasio cianuro, cianuro oder cianhidrato de potasa
,, ferrocyanatum flav.	Gelbes Blutlaugensalz, n., Kaliumferrozyanid, n.	el protocianuro de potasio y de hierro, el ferrocianuro de potasio, el cianuro amarillo de potasa, prusiato de potasa amarillo

Kalium ferricyanatum rubr.	Rotes Blutlaugensalz, n., Kaliumferrizyanid, n.	el deutocianuro de potasio, el ferricianuro de potasio
„ hydricum	Ätzkalium, n. KOH	la potasa cáustica
„ jodatum	Jodkalium, n. KJ	el potasio yoduro (ioduro), yoduro potásico
„ jodicum	Jodsaures Kalium KJO_3	el potasio yodato (iodato), yodato potásico
„ stibicum	Saures pyrantimonsaures Kalium, n.; Kaliumpyrantimoniat, n. $K_2H_2Sb_2O_7$	el antimonio diaforético, el antimonio óxido blanco
Kreosotum e pice fagi	Kreosot, n., aus Buchenholzteer	la creosota de haya
„ e carbone	„ aus Steinkohle	„ de hulla, la creosota mineral
Lacca in tabulis	Schellack, m.	la goma resina laca
Lacca musica	Lackmus, m.	el tornasol
Lecithin ex ovo	Lecithin, n., aus Eiern	la lecitina de huevos
Liquor aluminii acetici	Essigsaure Tonerdelösung, f.	el licor de aluminio acetato
„ ammonii caustici	Salmiakgeist, m., Ammoniak, n.	el amoniaco, el álcali volátil, el amoniaco líquido
„ ferri carbonici	Kohlensaure Eisenlösung, f.	el agua ferruginosa carbónica
„ ferri sesquichlorati	Eisenchloridlösung, f.	el agua de percloruro de hierro
„ kalii arsenicosi	Fowlersche Lösung, f.	el licor arsenical de Fowler
„ natrii hypochlorosi	Eau de Javelle, f.	el agua de Javel
„ plumbi subacetici	Bleiessig, m., vide Acet. plumbi	el acetato de plomo líquido, el subacetato ó acetato básico de plomo
Magnesium citric. effervescens	Brausendes Magnesiumzitrat, n.	el magnesio citrato efervescente, la magnesia citrato efervescente

Magnes. sulfuricum	Bittersalz, n.	sulfato de magnesia (la sal de Sedlitz, - - - de higuera, - - - de Epson)
Manganum peroxydatum	Braunstein, m., MnO₂	el manganeso peróxido
Mel rosatum c. borace	Rosenhonig mit Borax, m.	la miel rosada con borax
Morphium hydrobromicum	Morphiumbromid, n.	la morfina hidrobromato
,, hydrochloricun	Salzsaures Morphium, n.; Morphinchlorid, n.	la morfina hidroclorato, cloruro de morfina
Natrium bicarbonicum NaHCO₃	Mononatriumkarbonat, n., Doppeltkohlensaures Natrium	el sodio bicarbonato, el carbonato de sodio ácido
,, carbonicum Na₂CO₃	Dinatriumkarbonat, n.; Soda, f.; Normales Natriumkarbonat, n.	la sal de sosa, el carbonato de sosa
Nitrobenzol, ess. mirbani	Mirbanöl, n.; Nitrobenzol, n.	la esencia de mirbana

Olea

Fette Öle werden im Spanischen mit **aceite** bezeichnet; ätherische Öle mit **esencia** (letztere Bezeichnung [wie auch **éter**] wird ebenfalls für Fruchtäther gebraucht, also **esencia** oder **éter de frutas**).

Oleum amygdalar. amar.	Bittermandelöl, n.	la esencia de almendras amargas
,, amygdalar. dulcium	Süßes Mandelöl, n.	el aceite de almendras dulces
,, arachidis	Erdnußöl, n.	el aceite de cacahuete
,, cacao	Kakaobutter, f.	la manteca de cacao
,, cadi (juniperi empyreumaticum)	Wachholderteer, m.; Kadinöl, n.	el aceite de cade, - - - de ginebra
,, camphoratum	Kampferöl, n.	el aceite alcanforado
,, caryophyllor.	Nelkenöl, n.	la esencia de clavos
,, chamomillae	Kamillenöl, n.	el aceite de manzanilla
,, chamomillae coerul.	Kamillenöl, n., äth.	la esencia de manzanilla azul

Oleum	citri	Zitronenöl, n.	la esencia de limón
,,	citronellae	Zitronellöl, n.	la esencia de citronela
,,	cort. aurantii	Portugalöl, n.	la esencia de naranja dulce (de portugal)
,,	crotonis	Krotonöl, n.	el aceite de crotontiglio
,,	flor. aurantii	Orangenblütenöl, n.	la esencia de azahar, - - - de flores de naranjo
,,	jecoris aselli	Lebertran, m.	el aceite de hígado de bacalao
,,	juniperi baccarum	Wachholderbeeröl, n.	la esencia de enebro de las bayas
,,	juniperi ligni	Wachholderholzöl, n.	la esencia de enebro de la madera
,,	menthae piperitae	Pfefferminzöl, n.	la esencia de menta piperita
,,	olivarum	Olivenöl, n.	el aceite de oliva
,,	papaveris	Mohnöl, n.	el aceite de adormideras
,,	ricini	Rizinusöl, n.	el aceite de ricino, aceite de castor
,,	sinapis	Senföl, n.	la esencia de mostaza
,,	terebinthinae	Terpentinöl, n.	la esencia de trementina, esencia de pino, (el aguarrás)

Fruchtäther: Esencias ó éteres de frutas:

Apfeläther, m. — éter de manzana
Ananasäther, m. — ,, de anana (piña)
Apfelsinenäther (Orangen-), m. — ,, de naranja
Aprikosenäther m. — ,, de albaricoque
Bananenäther, m. — ,, de banana (plátano)
Birnenäther, m. — ,, de pera
Erdbeeräther, m. — ,, de fresa
Himbeeräther, m. — ,, de frambuesa
Johannisbeeräther, m. — ,, de grosella
Kirschäther, m. — ,, de cereza (guinda)
Pfirsichäther, m. — ,, de durazno (melocotón)
Quittenäther, m. — ,, de membrillo
Rosinenäther, m. — ,, de pasa
Rübenäther, m. — ,, de rábano
Weintraubenäther, m. — ,, de uva
Zitronenäther, m. — ,, de limón
Zwiebeläther, m. — ,, de cebolla

Organpräparate — *Preparaciones de órganos de animales:*

Cerebrum siccat.	Gehirnsubstanz, f.	el cerebro desecado
Glandula thyreoidea	Schilddrüsen, f. pl.	las glándulas tireoides
Hepar siccata	Leber, f., getrockn.	el hígado desecado
Lien siccat.	Milz, f., getrocknete	el bazo desecado
Mamma siccat.	Euter, n.	la ubre desecada
Medulla ossium rubr.	rotes Knochenmark, n., getrocknetes	la médula roja de huesos desecada
Renes siccat.	Nieren, f. pl., getrocknete	los riñones desecados
Testes siccat.	Hoden, f. pl., getrocknete	los testículos desecados
Plumbum aceticum	Essigsaures Blei, n.	el plomo acetato
Pulvis dentifricius	Zahnpulver, n.	el polvo dentífrico, el polvo para los dientes
Saccharum lactis	Milchzucker, m.	el azúcar de leche (la lactosa)
Saccharinum	Saccharin, n.	la sacarina, glusida, el ácido anhidrosulfamidabenzoico
Sal Seignette, tartarus natronatus	Seignettesalz, n. Kaliumnatriumtartrat, n. $KNaC_4H_4O_6$	la sal de la Rochela, - - de Seignette, el tartrato de potasio y sodio

Sera, n. pl. — *los sueros:*

Diphtherieheilserum, n.	el suero antidiftérico
Meningokokkenserum, n.	el suero meningocócico
Schlangengiftheilserum, n.	el suero antivenenoso contra la mordedura de serpiente

Spiritus aetheris nitrosi	Salpetergeist, m.	el alcohol de nitro dulce, - - nítrico etéreo
,, camphoratus	Kampferspiritus, m.	el alcohol alcanforado
,, formicarum	Ameisenspiritus, m.	el alcohol de hormigas
,, saponatus	Seifenspiritus, m.	el alcohol de jabón
,, vini	Weingeist, m.	el alcohol, el espíritu de vino
,, vini gallici	Franzbranntwein, m.	el espíritu de Francia, el aguardiente de Francia

Stannum metallic. in fol.	Stanniol, n. Silberpapier, n.	el estaño en hojas, el papel de plata
,, chloratum	Zinnchlorür, Stannochlorid, n.	el estaño cloruro (cloruro estañoso)
,, bichloratum	Zinnchlorid, Stannichlorid, n.	el estaño bicloruro (cloruro estánico)
Stibium metallic.	Antimon, n., Sb.	el antimonio, régulo
Strychnin. nitricum	Strychninnitrat, n.	la estricnina nitrato
Sulfur praecipit.	Schwefelmilch, f.	el azufre precipitado, la leche de azufre
Tartarus stibiatus	Brechweinstein, m. Kaliumantimonyltartrat, n. $KSbOC_4H_4O_6$	el tártaro estibiado, - - emético, el tártaro - antimónico - potásico
Tinctura aloes	Aloetinktur, f.	la tintura de aloes de acíbar
,, chinae compos.	Zusammengesetzte Chinatinktur, f.; Chinatropfen, m. pl.	la tintura de quina compuesta l
,, hyoscyami	Bilsenkrauttinkt., f.	la tintura de beleño
,, rhei	Rhabarbertinktur, f.	a tintura de ruibarbo
,, strychni	Strychnostinktur, f. Krähenaugentinktur, f.	la tintura de nuez vómica
,, valerianae (aetherea)	Baldriantinktur, f., (äth.)	la tintura de valeriana (etérea)
,, vanillae	Vanilletinktur, f.	la tintura de vainilla
Unguentum hydrargyri	Quecksilbersalbe, f.	el ungüento de mercurio, - - napolitano, la pomada mercurial
Unguentum paraffini alb.	Weiße Paraffinsalbe, f.	el ungüento de parafina
,, populi	Pappelsalbe, f.	el ungüento populeón
Vinum pepsini (ess. pepsini)	Pepsinwein, m.; -essenz, f.	el vino de pepsina
Wolframium	Wolfram, n.	el tungsteno
Zincum chloratum	Chlorzink, m.; Zinkchlorid, n.	el cloruro de zinc, el cloruro zíncico
,, oxydatum	Zinkweiß, Zinkoxyd, n.	el zinc óxido, óxido de zinc
,, sulfuricum	Zinksulfat, n.; Schwefelsaures Zink, n.	el zinc sulfato, el sulfato zíncico

5. Wichtige medizinische Ausdrücke für die Wirkung einiger Arzneimittel.

Principales términos medicinales para expresar el efecto de algunos medicamentos.

Adstringens	Zusammenziehendes Mittel	astringente
Alterans	Umstimmendes Mittel	alterante
Analgeticum	Schmerzlinderndes Mittel	analgésico
Anthelminthicum	Wurmtreibendes Mittel	antelmíntico
Aphrodisiacum	Den Geschlechtstrieb anregendes Mittel	afrodisiaco
Antiarthriticum	Mittel gegen Gicht usw.	antiartrítico, antigotoso
,, asthmaticum	Mittel gegen Asthma	,, asmático
,, cholericum	Mittel gegen Durchfall (Cholera)	,, colérico
,, dotum	Gegenmittel, Gegengift, n.	,, venenoso
,, paralyticum	Mittel gegen Lähmung	,, paralítico
,, parasiticum	Mittel gegen div. Parasiten	,, parásito
,, rheumaticum	Mittel gegen Rheumatismus	,, reumático
,, scrophulosum	Mittel gegen Skrophulose	,, escrofuloso
,, septicum	Mittel gegen Fäulnis	,, séptico
,, syphiliticum	Mittel gegen Syphilis	,, sifilítico
Aromaticum	Aromatisches Mittel	aromático
Carminativum	Blähungstreibendes Mittel	carminativo
Diaphoreticum	schweißtreibendes Mittel	diaforético

Digestivum	Verdauungsförderndes Mittel	digestivo
Diureticum	Harntreibendes Mittel	diurético
Emeticum	Brechenerregendes Mittel	emético
Emmenagogum	Menstruationsförderndes Mittel	emenagogo
Emolliens	Einhüllendes Mittel	emoliente
Evacuans	Entleerendes Mittel	evacuante
Excitans	Erregendes Mittel	excitante
Febrifugum	Fiebervertreibendes Mittel	febrífugo
Galactophorum, Galactagogum	Milchtreibendes Mittel	galactóforo, galactágogo
Haemostypticum	Blutstillendes Mittel	hemostático
Hypnoticum	Schlafbringendes Mittel	hipnótico
Irritans	Anreizendes Mittel	irritante
Laxans, Laxativum	Abführend. Mittel	laxativo, laxante
Lenitivum	Desgl.	lenitivo
Mechanicum	Mechanisch wirkendes Mittel	mecánico
Narcoticum	Betäubendes Mittel	narcótico
Purgans, Purgativum	Abführendes reinigendes Mittel	purgante, purgativo
Resolvens	Zerteilendes, auflösendes Mittel	resolutivo
Sedans, Sedativum	Schmerzlinderndes Mittel	sedante, sedativo
Sialagogum, Salivans, Ptyalagogum, Lilagogum	Speicheltreibendes Mittel	sialagogo, ptialagogo
Stimulans	Erregendes, anreizendes Mittel	estimulante
Stomachicum	Magen- und verdauungsstärkendes Mittel	estomacal
Stypticum	Zusammenziehendes Mittel	estíptico

Taenifugum	Mittel gegen Bandwurm (Taenia)	tenífugo
Tonicum	Stärkendes Mittel	tónico

6. Rezeptur. — Receta.

I. Einige Beispiele von spanischen Rezepten.
Algunos ejemplos de recetas españolas.

1.

Rp. Bromuro potas. 5 grs.   Bromuro potásico 5 gramos
    Ag. dest. 150 grs.   Agua destilada 150 gramos
    Jar. azahar 25 grs.   Jarabe de azahar 25 gramos
  Dr. **Pérez Martos.**

    Rp. Kal. bromati   5,0
        Aqu. dest.   150,0
        Sir. aurantii   25,0
    M. D. S.

2.

Rp. Tanigeno 3 grs.   Tanigeno 3 gramos
    Orfol 2 grs.   Orfol 2 gramos
    Subnitr. bismuto 6 grs.   Subnitrato de bismuto 6 gramos
  m. y h. 12 sellos igs.   mézclese y hágase en 12 sellos iguales.
  Dr. **López de Castro.**

    Rp. Tannigeni   3,0
        Orpholi   2,0
        Bismut. subnitrici   6,0
    M. f. pulv. d. t. d. No. XII.

3.

Rp. Tint. hidratis y de hamamelis virgínica   aa 10 grs.   Tintura de hidrastis y de hamamelis virgínica de cada cosa 10 gramos
    rot. á gotas.   rotúlese á gotas.
  Dr. **García Gómez.**

    Rp. Tinct. hydrast. canadens.
        Tinct. hamamelidis virgin. } aa 10,0
    M. D. S. Guttatim.

4.

Rp. Glicerofosfato cal 10 gs.   Glicerofosfato de
    Nucleina   5 gs.   Cal   10 gramos
    Cola polvo   5 gs.   Nucleina   5 gramos
    m. y h. 20 ppls.   Nuez de cola en
    Dr. **Morales Rubio.**   polvo   5 gramos
                                      Mézclese y hágase en 20
                                      papelillos.

    Rp. Calc. glycerinophos-
        phorici   10,0
      Nucleini   5,0
      Nuc. colae plv. sbt. 5,0
      M. f. pulv. divide in partes
      aequales viginti.

5.

Rp. Dionina   0,05 grs.   Dionina   0,05 gramos
    Ag. dest.   75,0   Agua destilada   75 gramos
    jar. frambuesa 25,0   Jarabe de
    h. poción.   frambuesa   25 gramos
    Dr. **Alvarez Luque.** hágase una poción.

    Rp. Dionin   0,05
        Aqu. dest.   75,0
        Sir. rubi idaei 25,0
        M. f. solut.
        D. S.

II. Besondere Ausdrücke der spanischen Rezepte.
Términos particulares de las recetas españolas.

Lateinisch: latín	Deutsch: alemán	Spanisch: español
aa.	Zu gleichen Teilen	De cada cosa, la misma cantidad
Adde	Man füge hinzu	Añádase
Ad duas vices	Man nehme zweimal	Tómese dos veces
Ad libitum	Nach Gutdünken	A voluntad
Aqua bulliens	Kochendes Wasser	Agua hirviendo
„ communis	Gewöhnliches Wasser	Agua común

Aqua fervens	Heißes Wasser	Agua caliente
„ fontis	Brunnenwasser	Agua de fuente
Balneum arenae	Sandbad, n.	Baño de arena
„ mariae	Wasserbad, n.	Baño María
„ vaporis	Dampfbad, n.	Baño de vapor
Bulliat	Man lasse kochen	Hágase hervir
Capiat	Man nehme	Tómese
Coque	Man koche	Cuézase
Dosis	Dosis, f.; Menge, f.	Dosis
Detur	Man gebe	Dése
Digeratur	Man digeriere	Digiérase
Divide	Man teile	Divídase
Electuarium	Latwerge, f.	Electuario
Exhibeatur	Man nehme	Para tomar
Fiat	Man mache, es gebe	Hágase
Fiat secundum artem	Man mache kunstgerecht	Hágase según el arte
Fiat mixtura	Es gebe eine Mixtur	Hágase una mezcla
„ potio	Es gebe einen Trunk	„ una poción
„ unguentum	Es gebe eine Salbe	„ ungüento (pomada)
Filtra	Man filtriere	Fíltrese
Guttatim	Tropfenweise	Gota á gota
Infunde	Man gieße auf	Infúndase
Injectio	Einspritzung, f.	Inyección
Linimentum	Einreibung, f.	Linimento
Liquor	Flüssigkeit, f.	Líquido
Misce	Man mische	Mézclese
Massa pilularum	Pillenmasse, f.	Masa pilular
Omni bidua	Jeden zweiten Tag	Cada dos días
Omni bihora	Alle zwei Stunden	Cada dos horas
Omni hora	Jede Stunde	Cada hora
Ovum	Ei, n.	Huevo
Partes aequales, aa	Zu gleichen Teilen	Partes iguales
Pastilla	Pastille, f.	Pastilla
Pilula	Pille, f.	Píldora
Pomata	Pomade, f.	Pomada
Pugillus	Übl. Portion (die man zwischen 2 Fingern faßt)	La porción de substancia, que se toma entre dos dedos
Pulvis	Pulver, n.	Polvo

Quantum satis	Genügend	La cantidad necesaria
Quantum libet „ placet „ volueris	Gewünschte Menge	La cantidad que se quiera
Recipe	Man nehme	Tómese
Signetur	Man bezeichne	Rotúlese
Solve	Man löse	Disuélvase
Sumendum	Es ist zu nehmen	Para tomar
Vitellus ovi	Eigelb, n.	Yema de huevo

Ein Eßlöffel voll	una cucharada
Ein Teelöffel voll	una cucharadita (cuchara de café)
Vor, nach dem Essen	antes, después de la comida
Zum äußerlichen Gebrauch	para uso externo
Nur zum äußerlichen Gebrauch	sólamente para uso externo
Vor Gebrauch umschütteln	agítese antes de usarlo
Umschütteln	agitar
Verdünnen	diluir
Vorsicht!	¡Cuidado!
Gift!	¡Veneno!
Augenwasser, n.	el colirio

7. Der menschliche Körper.
El cuerpo humano.

Mann, Mensch, n.	el hombre
Frau, f.	la mujer
Kind, n.	el niño
Achsel, f.	el hombro
Ader, f.	la vena
Puls=	la arteria
After, m.	el ano
Arm, m.	el brazo
Auge, n.	el ojo
Augapfel, m.	el globo del ojo
Augenbraue, f.	la ceja
Augenhöhle, f.	la órbita del ojo
Augenlid, n.	el párpado
Augenstern, m., Pupille, f.	la pupila, la niña del ojo
Augenwimper, f.	la pestaña
Augenwinkel, m.	el rabillo del ojo

Backe, f.	el carrillo, la mejilla
Bart, m.	la barba
Bart, Schnurr-, m.	la barba, el bigote
Bauch, m.	el vientre, la barriga
Bauchfell, n.	el peritoneo
Bein, n.	la pierna
Blase, f.	la vejiga
Blut, n.	la sangre
Brust, f.	el pecho
Brüste, f. pl., (Busen, m.)	los pechos, los senos
Brustfell, n.	la pleura
Brustwarze, f.	el pezón
Därme, pl., Darm, m.	los intestinos, el intestino
Daumen, m.	el pulgar
Drüse, f.	la glándula
Eingeweide, pl.	las entrañas
Ellbogen, m.	el codo
Faust, f.	el puño
Ferse, f.	el talón
Fett, n.	la grasa
Finger, m: Daumen, m.	el dedo, el pulgar
Zeigefinger	el índice
Mittelfinger	el del medio
Ringfinger	el anular
Kleiner Finger	el meñique
Fingerknöchel, m.	el nudillo
Fingerbeere, f.	el pulpejo del dedo
Fleisch, n.	la carne
Fuß, m.	el pie
Fußgelenk, n.	la coyunctura del pie
Fußknöchel, m.	el tobillo
Fußsohle, f.	la planta del pie
Galle, f.	la bilis
Gallenblase, f.	la vesícula de la hiel
Gaumen, m.	el paladar
Gebiß, n.	la dentadura
Gehirn, n.	el cerebro (el celebro), el seso
Gelenk, n.	la coyunctura, la articulación
Genick, n.	la nuca
Gesicht, n.	la cara, el rostro
Gesichtsfarbe, f.	el color de la cara, la tez
Glied, n.	el miembro

Gliederbau, m.	el organismo
Gurgel, f.	la garganta
Haare, n. pl.	los cabellos, los pelos
Hals, m.	el cuello, la garganta
Hand, f.	la mano
Handfläche, f.	la palma de la mano
Handgelenk, n.	el puño, la muñeca
Harn, m.	la orina
Harnblase, f.	la vejiga de la orina
Harnröhre, f.	la uretra
Harnwege, m. pl.	las vías urinarias
Haut, f.	la piel
Ober=	la epidermis
Schleim=	la mucosa
Vor=	el prepucio
Herz, n.	el corazón
Herzbeutel, m.	el pericardio
Hoden, f. pl.	los testículos
Hornhaut, f.	la córnea
Hüften, f. pl.	las caderas
Iris, f.	el iris
Kehle, f.	la garganta
Kehlkopf, m.	la laringe
Kiefer, m.	la mandíbula
Kinn, n.	la barba
Kinnbacken, f.	la mandíbula
Knie, n.	la rodilla
Kniekehle, f.	la corva
Kniescheibe, f.	la rótula
Knochen, m.	el hueso
Knochengerüst, n.	el esqueleto
Kopf, m.	la cabeza
Körper, m.	el cuerpo
Ober=	la parte superior del cuerpo, el busto
Unter=	la parte inferior del cuerpo
Leber, f.	el hígado
Leib, m.	el vientre
Unter=	el abdomen, el bajo vientre
Lippe, f.	el labio
Luftröhre, f.	la traquea
Lunge, f.	el pulmón

Magen, m.	el estómago
Mandeln, f. pl.	las amígdalas
Mark, n.	la médula
Milz, f.	el bazo
Mund, m.	la boca
Muskel, m.	el músculo
Nabel, m.	el ombligo
Nagel, m.	la uña
Nase, f.	la nariz
Nasenlöcher, n. pl.	las ventanas de la nariz
Nasenbein, n.	el hueso de la nariz
Nerven, m. pl.	los nervios
Nieren, f. pl.	los riñones
Ohr, n.	la oreja, el oído
Poren, f. pl.	los poros
Puls, m.	el pulso
Pulsader, f.	la arteria
Rippen, f. pl.	las costillas
Rücken, m.	la espalda
Rückgrat, n.	la espina dorsal, el espinazo
Rumpf, m.	el tronco
Schädel, m.	el cráneo
Scheide, f.	la vagina
Schenkel, m.	el muslo
Schläfe, f.	la sien
Schlund, m.	la faringe
Schlüsselbein, n.	la clavícula
Schulter, f.	el hombro
Sehne, f.	el tendón
Speichel, m.	la saliva
Stirn, f.	la frente
Träne, f.	la lágrima
Trommelfell, n.	el tímpano
Wade, f.	la pantorrilla
Wange, f.	el carrillo
Zahn, m.	el diente
Backenzahn, m.	la muela
Zahnfleisch, n.	la encía
Zehe, f.	el dedo del pie

Zunge, f.   la lengua
Zungenband, n.   el frenillo
Zungenspitze, f.   la punta de la lengua
Zwerchfell, n.   el diafragma

8. Die Krankheiten des menschlichen Körpers.
Las enfermedades del cuerpo humano.

gesund   bueno, sano
Gesundheit, f.   la salud
krank   enfermo, malo - - -
Krankheit, f.   la enfermedad
krank sein   estar enfermo, malo

Abschürfung, f.   la raspadura
anstecken   infectar
Ansteckung, f.   la infección
Anfall, m.   el ataque, el acceso
Appetitlosigkeit   la falta de apetito, la inapetencia
Asthma, n.   el asma
Aufregung, f.   la excitación
Ausdünstung, f.   la transpiración
Aussatz, m.   la lepra
Ausschlag, m.   la erupción
Atem, m.   el aliento
Atembeschwerde, f.   el ahogo
Bandwurm, m.   la solitaria, la tenia
Bauchgrimmen, n.   el cólico
belegte Zunge, f.   la lengua sucia
Beule, f. (durch Stoß)   el chichón
Beule, f. (Eiter-)   el furúnculo, el absceso
Betrunkenheit, f.   la embriaguez
Blähung, f.   la ventosidad, el flato
Blähsucht, f.   la flatulencia
Blase, f.   la vejiga, la ampolla
Bleichsucht, f.   la palidez, la clorosis
Blutandrang, m.   la congestión
Blutarmut, f.   la anemia
Blutgeschwür, n.   el grano
Blutkreislauf, n.   la circulación de la sangre
Blutsturz, m.   la hemorragia
Blutvergiftung, f.   el envenenamiento de la sangre

Blutverlust, m.	la pérdida de sangre
Blutwasser, n.	la serosidad de la sangre
Brand, m., Brennen, n.	el ardor
Brandwunde, f. (Verbrennung, f.)	la quemadura
Bräune, f.	la angina
Brechreiz, m.	la náusea, las ganas de vomitar
Bruch, m.	la fractura
Leisten=	la hernia
brustkrank	enfermo del pecho, tísico
Bruststechen, n.	la punzada en el pecho
Buckel, m.	la joroba
Cholera, f.	el cólera
Diphtheritis, f.	la difteria
Durchfall, m.	la diarrea
Eiter, m.	la pus, la materia
Entzündung, f.	la inflamación
Augen=	la oftalmía
Bauchfell=	la peritonitis
Blinddarm=	la peritiflitis
Darm=	la enteritis
Gehirn=	la meningitis
Hals=	la laringitis
Haut=	la dermatitis
Hoden=	la orquitis
Luftröhren=	la bronquitis
Lungen=	la pneumonía, la pulmonía
Mund= (Mundfäule, f.)	la estomatitis
Nieren=	la nefritis
Rippenfell=	la pleuresia
Venen=	la flebitis
Erbrechen, n.	el vómito
erfroren	helado
Erkältung, f.	el refriado, enfriamiento, catarro, constipado
Erkrankung, f.	la afección
Erschöpfung, f.	el agotamiento
Erstickung, f.	el ahogo, la sofocación
Fallsucht, f.	la epilépsia
Fettleibigkeit, f.	la obesidad
Fieber, n.	la fiebre, la calentura
Gallen=	la fiebre biliosa
Gelb=	,, amarilla
Nerven=	,, tifoidea, el tifo
Nessel=	,, urticaria

Fieber, Scharlach-	la fiebre escarlatina
Schwarzwasser-	,, vómito negro
Sumpf-	,, malaria
Wechsel-	,, intermitente
Flechte, f.	la herpes
Fluß, m.	el flujo
Frostbeulen, f. pl.	los sabañones
Geburt, f.	el parto
Fehl-	el aborto
Gelbsucht, f.	la ictericia
Genesung, f.	la convalencia
Gerstenkorn, n.	el orzuelo
geschwollen	hinchado
Geschwulst, f.	el tumor, la hinchazón
Geschwür, n.	la apostema, la úlcera
Gicht, f.	la gota, la artritis
Haarausfall, m.	la caida del cabello
Hämorrhoiden, pl.	las almorranas
Halsbräune, f.	la angina
Hautausschlag, m.	la erupción en la piel, la dermatosis
Heilung, f.	la cura
Heiserkeit, f.	la ronquera
heiser sein	estar ronco
Herzklopfen, n.	la palpitación del corazón
Hühnerauge, n.	el callo
Husten, m.	la tos
Hysterie, f.	el histerismo
impfen	vacunar
Impfung, f.	la vacuna
Impotenz, f.	la impotencia
Influenza, f.	el dengue, la gripe
Jucken, n.	la picazón, el picor
Kahlheit, f.	la calvicie
Kalter Brand, m.	la gangrena
Keuchhusten, m.	la tos convulsiva
Knochenfraß, m.	la caries
Kolik, f.	el cólico
Kopfweh, n.	el dolor de cabeza
Krampf, m.	el calambre
Krätze, f.	la sarna, la roña
Krebs, m.	el cáncer
Kropf, m.	la papera
Krüppel, m.	el liciado
kurzsichtig	miope
Kurzsichtigkeit, f.	la miopía

Lähmung, f.	la parálisis
Masern, pl.	el sarampión
Mattigkeit, f.	el agotamiento, el decaimiento
Migräne, f.	la jaqueca
Mundfäule, f.	la estomatitis ulcerosa
Nagelgeschwür, n.	el uñero
Narbe, f.	la cicatriz
Nasenbluten, n.	el desangramiento por las narices
Nervenkrankheit, f.	la enfermedad de nervios, la neurosis
Nervenstörung, Nervosität, f.	la nervosidad ó nerviosidad
Nervenschmerz, m.	la neuralgia
Ohnmacht, f.	el desmayo, el vahido
Ohrensausen, n.	el zumbido de oídos
Pocken, Blattern, n.	las viruelas
Podagra, f.	la gota
Quetschung, f.	la contusión
Rachitis, f. (Engl. Krankheit, f.)	la raquitis
Rheumatismus, m.	el reuma, el reumatismo
Gelenk-	el reuma, el reumatismo articular
Muskel-	el reuma, el reumatismo muscular
Riß, m.	la desgarradura
Rose, f., path.	la erisipela
Röteln, pl.	el sarampión, el colorín
Ruhr, f.	la disentería
Säurebildung, f., übermäßige	la acedía
Schlaflosigkeit, f.	el insomnio
Schlafkrankheit, f.	la enfermedad del sueño
Schlaganfall, m.	el ataque
schlechte Verdauung, f.	la mala digestión
Schlucken, n. (Schluckauf, m.)	el hipo
Schmerz, m	el dolor
Augen-	,, en los ojos
Hals-	,, de garganta
Kopf-	,, de cabeza
Leib-	,, de vientre
Magen-	,, de estómago
Ohren-	,, de oído
Rücken-	,, de espalda
Seiten-	,, de costado
Zahn-	,, de muela
Schnitt, m.	la cortadura

Schnupfen, m.	el resfriado
Brust=	,, de pecho
Kopf=	,, de nariz, de cabeza
Schorf, m.	la costra
Schuppen, f. pl.	la caspa
Schwachsinn, m.	la demencia
Schweiß, m.	el sudor
Schwellung, f.	la hinchazón
Schwindel, m.	el vértigo, el vahido
Schwindsucht, f.	la tisis
Seekrankheit, f.	el mareo
Skrofeln, pl.	las escrófulas
Skrofulose, f.	la escrofulosa
Sodbrennen, n.	la pirosis, el ardor del estómago
Sommersprossen, pl.	las pecas
Sonnenstich, m.	la insolación
Speichelfluß, m.	la salivación
Star, grau, m.	la catarata
Star schwarz, m.	la gota serena
Steinkrankheit, f.	el mal de piedra
Stich, m.	la picadura
stottern, stammeln	tartamudear
Stuhlgang haben	tener el vientre corriente
Stuhl, harter, m.	la constipación de vientre
stumm	mudo
Stummheit, f.	la mudez
Syphilis, Lues, f.	la sífilis
Taubheit, f.	la sordera
taubstumm	sordomudo
Tollwut, f.	la rabia, la hidrofobia
Tripper, m.	la gonorrea
Typhus, m.	el tifus, el tifo
Übelkeit, f.	el malestar
übelriechender Atem, m.	el mal aliento, la fetidez
Unpäßlichkeit, f.	la indisposición
Verdauungsbeschwerden, pl.	la indigestión
Verletzung, f.	la lesión, la herida
Verrenkung, f.	la dislocación
Verstauchung, f.	la dislocación
Verstopfung, f.	el estreñimiento, la constipación
Warze, f.	la verruga
Windpocken, f. pl.	las viruelas locas
Wunde, f.	la herida, la llaga

Zahnen der Kinder, n.	la dentición
Zahngeschwür, n.	el flemón
Zuckerkrankheit, f.	la diabetes

9. Schädliche Tiere und Insekten.
Animales ó Insectos nocivos.

Ameise, f.	la hormiga
Biene, f.	la abeja
Fliege, f.	la mosca
Floh, m.	la pulga
Heuschrecke, f.	la langosta
Hornisse, f.	el avispón
Krätzmilbe, f.	el ácaro
Laus, f.	el piojo
Blatt=	el piojuelo
Blut=	el piojo rojo
Filz=	la ladilla
Reb=	la filoxera
Maus, f.	el ratón
Motte, f.	la polilla
Moskito, m.	el mosquito
Mücke, f.	el mosquito
Ratte, f.	la rata
Schlange, f.	la culebra, la serpiente
Schnacke, f.	el mosquito
Schnecke, f.	el caracol
Schmetterling, m.	la mariposa
Schwabe, f.	la cucaracha
Skorpion, m.	el escorpión
Spinne, f.	la araña
Tarantel, f.	la tarántula
Wespe, f.	la abispa
Wanze, f.	la chinche
Wurm, m.	el gusano
Band=	la solitaria, la tenia
Spul=	la lombriz
Zecke, f.	la garrapata

10. Geldsorten — Monedas.

Spanien. — España.

Silber: — *Plata:*

von 5 Pesetas = 1 duro = 20 reales (1 real = 0,25)
„ 2½ „ = ½ „ = 10 „
„ 2 „
„ 1 „
„ 0,50 „
„ 0,25 „ = 1 real = sehr selten.

Kupfer: — *Cobre:*

von 10 céntimos (una perra grande),
„ 5 „ (una perra chica),
„ 2 „ (un ochavo),
„ 1 „ sehr selten.

Papier: — *Papel:* — (Banknote, *Billete de banco*):

von 25 Pesetas,
„ 50 „
„ 100 „
„ 500 „
„ 1000 „

Südamerika und Zentralamerika.
América del Sud y América Central.

Argentinien — Argentina:
1 Peso nacional (Gold) . . . . . 100 Centavos etwa M 4,05
1 „ „ (Silber) . . . . 100 „ „ M 1,60

Bolivien — Bolivia:
1 Libra (Gold) . . . . M 10,—
1 Peso (Boliviano) (Silber) . . 100 Centavos etwa M 1,50

Chile:
1 „ (Gold) . . . . 100 „ „ M 1,53
1 „ (Silber) . . . . 100 „ „ M 1,20

Columbien: — Colombia:
1 „ (Silber) . . . . 100 „ „ M 1,50
1 „ (Papier) . . . . 100 „ „ M 0,03

Costa Rica:
1 „ (Colón) . . . . . 100 „ „ M 1,95

Cuba:
1 Dollar (Gold) . . . . 100 „ „ M 4,20

Ecuador:
1 Peso (Sucre) (Gold) . . . . 100 Centavos etwa M 4,—
1 „ „ (Papier) . . . 100 „ „ M 1,40
Guatemala:
1 „ (Silber) . . . . 100 „ „ M 1,50
1 „ (Papier) . . . . 100 „ „ M 1,20
Honduras:
1 „ (Silber) . . . . 100 „ „ M 1,50
Mexiko — México:
1 „ (Piaster) (Silber) . . . 100 „ „ M 1,80
Nicaragua:
1 „ (Silber) . . . . 100 „ „ M 1,50
Paraguay:
1 „ (Silber) . . . . 100 „ „ M 1,50
1 „ (Papier) . . . . 100 „ „ M 0,30
Peru — Perú:
1 Libra peruana . . . . M 20,25
1 Peso (Sol) (Gold) . . . . . . 100 Centavos etwa M 4,05
San Salvador:
1 „ (Silber) . . . . 100 „ „ M 1,50
Uruguay:
1 „ (Gold) . . . . 100 Centesimos „ M 4,20
1 „ (Silber) . . . . 100 „ „ M 3,—
Venezuela:
1 „ (Venezolano) (Gold) . . 100 Centavos „ M 4,05
1 „ (Silber) . . . . 100 „ „ M 1,50
Brasilien — Brasil:
1 Milreïs (Gold) = 1000 Reïs . . . . „ M 2,30
1000 Milreïs = 1 Conto = etwa M 2293,—.
(*1 Reï ist Begriff. nicht Münze.*)

11. Maße und Gewichte — Medidas y Pesos.

Längenmaße.	Medidas de longitud.
Meter, n. . . . . m	el metro . . . . m
Dezimeter, n. . . . . dm	el decímetro . . . . dm
Zentimeter, n. . . . . . . cm	el centímetro . . . . cm
Millimeter, n. . . . . mm	el milímetro . . . . mm

Flächenmaße:	Medidas de superficie.
Quadratmeter, n. . . . . . qm	el metro cuadrado . . . . m²
Quadratdezimeter, n. . qdm	el decímetro cuadrado dm²
Quadratzentimeter, n. qcm	el centímetro cuadrado cm²
Quadratmillimeter, n. . . qmm	el milímetro cuadrado mm²

Körpermaße:		Medidas de volumen.	
Kubikmeter, n.	cbm	el metro cúbico	m^3
Kubikdezimeter, n.	cdm	el decímetro cúbico	dm^3
Kubikzentimeter, n.	ccm	el centímetro cúbico	cm^3
Kubikmillimeter, n.	cmm	el milímetro cúbico	mm^3

Hohlmaße:		Medidas de capacidad.	
Hektoliter, n.	hl	el hectólitro	hl
Liter, n.	l	el litro	l
Deziliter, n.	dl	el decílitro	dl
Zentiliter, n.	cl	el centílitro	cl
Millimeter, n.	ml	el mililitro	ml

Gewichte.		Pesos.	
Tonne, f.	T	la tonelada	T
Kilogramm, n.	kg	el kilógramo	kg
Gramm, n.	g	el gramo	g
Dezigramm, n.	dg	el decígramo	dg
Zentigramm, n.	cg	el centígramo	cg
Milligramm, n.	mg	el milígramo	mg

Alte Gewichte (in Grammen).

	Alte spanische Gewichte. Medidas antiguas españolas.		Engl. Gewichte. Medidas inglesas.	
Pfund n.	la libra	= 460 gr.	= 453,60 gr.	
Unze f.	la onza	= 28,75 gr.	= 28,35 gr.	
Drachme	el dracma	= 3,60 gr.	= 3,888 gr.	
½ Drachme	el ½ dracma ó 1 adarme	= 1,80 gr.	= 1,94 gr.	
Skrupel	el escrúpulo	= 1,20 gr.	= 1,29 gr.	
Gran	el grano	= 0,05 gr.	= 0,0648 gr.	

12. Allgemeine Ausdrücke. — Vocabulario general.

abdampfen	evaporar
Abend, m.	la tarde, la noche
abends	por la tarde, por la noche
abgießen	derramar
abholen	buscar
Abkochung, f.	la infusión
abkühlen	refrescar
Abkürzung, f.	la abreviación, la abreviatura

abnehmen	adelgazar, enflaquecer
abschreiben	copiar
abschwächen	ablandar
Abstammung, f.	el origen
abteilen	dividir
Abteilung, f.	la sección, el departamento
Aderlaß, m.	la sangría
ähnlich	igual, similar
alkalisch	alcalino
alkoholisch	alcohólico
alt	viejo, antiguo, anciano
Amme, f.	la nodriza, el ama de leche
amorph	amorfo
Analyse, f.	el análisis
analytisch	analítico
Anästhesie, f. (Unempfindlichkeit, f.)	la anestesia
ändern	cambiar
anfeuchten	humedecer
angenehm	agradable
Anwendung, f.	el empleo
arabisch	árabe
aromatisch	aromático
Arznei, f.	la medicina, el medicamento
Arzneigabe, f.	la dosis
ärztlich	medicinal, medical
Asche, f.	la ceniza
assimilierbar	asimilable
assortiert	surtido
ätherisch	etéreo
ätzen	cauterizar
Ätzen, n., Ätzung, f.	la cauterización
ätzend	corrosivo
aufbrausen	ebullir
Aufbrausen, n.	la ebullición
aufbrausend	efervescente
aufbewahren	conservar
aufgelöst	diluido, disuelto
Aufguß, m.	la infusión
aufhören	cesar, concluir
aufkleben	pegar
auflegen	aplicar
auflösen	resolver, diluir, disolver
Auflösung, f.	la resolución, la disolución
aufschreiben	marcar, notar
aufstäuben	pulverizar

ausbrennen	cauterizar
ausführen	ejecutar
Ausführung, f.	la ejecución
ausgetrocknet	desecado
ausgewählt	escogido
ausländisch	extranjero, exótico
Auslaufen, n.	el derrame
ausschütten	echar, verter
äußerlich	externo
ausspülen	enjuagar
Auswahl, f.	la selección
Arzt, m.	el médico, el doctor
Augen=	el oculista
Spezial=	el médico especialista
Tier=	el veterinario
Wund=	el cirujano
Zahn=	el dentista
Bad, n.	el baño
Brause=	,, de ducha
Dampf=	,, de vapor
Fuß=	,, de pie
Ganz=	,, de cuerpo entero
Halb=	,, de medio cuerpo
Moor=	,, de fango
Sitz=	,, de asiento
Wannen=	,, de tina
Band, n.	la cinta
Bakterien, f., pl.	las bacterias
bakteriologisch	bacteriológico
Base, f.	la base
basisch	básico
beachten	observar
beachtenswert	notable
bedecken	cubrir
bedeckt	cubierto
bedienen	servir
Bedienung, f.	el servicio
beenden	acabar
behandeln	tratar
Behandlung, f.	el tratamiento
benennen	nombrar
bepudern	polvorear
bereiten	preparar
Bereitung, f.	la preparación
Bericht, m.	la información, la relación
beruhigen	tranquilizar

besonders	especial, especialmente
Bestandteile m., pl.	las partes componentes, los ingredientes
bestimmen	determinar, definir
Bestimmung, f	la determinación, la definición
bezeichnen	indicar, designar
Bezeichnung, f.	la indicación, la designación
billig	barato
bitter	amargo
blähen	hinchar
Blatt, n.	la hoja
blau	azul
bläulich	azulado
blaustichig	,,
Blech, n.	la lámina, la chapa
bleich, blaß	pálido
braun	moreno, pardo
bräunlich	pardusco
brausend	efervescente
brechen	romper
breit	ancho
Breite, f.	el ancho, la anchura
brennbar	inflamable
brennen	quemar
Brennmittel, n., Ätzmittel	el cauterio, el cáustico
Broschüre, f.	el prospecto, el folleto
Charakter, m.	el carácter
charakteristisch	característico
Chemie, f.	la química
chemisch	químico
chronisch	crónico
darstellen	exponer, presentar
Darstellung, f.	la exposición, la presentación
Destillation, f.	la destilación
destillieren	destilar
destilliert	destilado
dick	grueso, gordo
dick werden	engordar
dick (konsist.)	espeso
Dosierung, f.	la dosificación
Dosis, f.	la dosis
Duft, m.	el olor, el aroma
dunkel	oscuro
dünn (konsist.)	claro, fluido
dünn	delgado

durchfließen	pasar
durchlöchern	perforar
durchlöchert	perforado
durchsichtig	transparente
dürr	seco
Durst, m.	la sed
echt	verdadero, legítimo
eckig	angular, esquilado
Eigenschaft, f.	la propiedad
einblasen	soplar
einfach	simple, sencillo
eingeben	dar
eingetragen	registrado
eingewickelt	envuelto
einnehmen	tomar
einreiben	friccionar
Einreibung, f.	la fricción
Einspritzung, f.	la inyección
„ intravenös	la inyección intravenosa
„ sublutan	la inyección hipodérmica, sub cutánea
einteilen	dividir
Einteilung, f.	la división
einträufeln	instilar
eintropfen	gotear
einwickeln	envolver
Eisessig, m., v. Chemikal.	el vinagre glacial
eisig	glacial
Eiweiß, n.	la clara de huevo
ekelhaft	repugnante
elastisch	elástico
emailliert	esmaltado
entfärben	descolorar
enthalten	contener
entwickeln	desarrollar
Entwicklung, f.	el desarrollo
entzündbar	inflamable
entzündlich	„
erbrechen	vomitar
erfrischen	refrescar
Erfrischung, f.	el refresco
Ergänzung, f.	el complemento
s. erkälten	refriarse
erklären	aclarar, explicar
erklärend	explicativo
Erklärung, f.	la aclaración, la explicación

ernähren	alimentar
erneuern	renovar
erscheinen	parecer, aparecer,
Erscheinung	el aspecto, la aparición
Erstarrungspunkt, m.	el punto de condensación
Erwachsener, m.	el adulto
Etymologie, f.	la etimología
exotisch	exótico, extranjero
explosiv	explosivo
fade	insípido
Faden, m.	la hebra, el hilo
färben	colorear, teñir
farblos	incoloro
Farbstoff, m.	el colorante, la substancia colorante
fein	fino
fest	sólido, fuerte
feststellen	determinar
Feststellung, f.	la determinación
feucht	húmedo
Feuchtigkeit, f.	la humedad
Feuerwerk, n.	los fuegos artificiales
Feuerwerkerei, f.	la pirotecnia
filtrieren	filtrar
flach	plano, llano
Fleck, m.	la mancha
flüchtig	volátil
flüssig	líquido
Flüssigkeit, f.	el líquido
Frau, f.	la mujer
„ (Gattin, f.)	la esposa, la mujer
frei	exento, libre
frieren	helar, congelarse
frisch	fresco, nuevo
fühlen	sentir
füllen	llenar
fünfeckig	pentagonal
ganz	entero, todo
Garantie, f.	la garantía
garantieren	garantir, garantizar
garantiert	garantido, garantizado
gären	fermentar
Gärung, f.	la fermentación
gebleicht	blanqueado
Gebrauch, m.	el empleo, el uso
gebrauchen	usar, emplear

Gebrauchsanweisung, f.	el modo de empleo
gefährlich	peligroso
gefrieren	helar
Gefühl, n.	el tacto
Gehalt, m.	la cabida
Gehalt, n., Verdienst, m.	el salario, el sueldo
Gehör, n.	el oído, el sentido de oir
gelb	amarillo
gelblich	amarillento
gelbstichig	,,
gemahlen	molido
genesen	sanar
gepreßt	comprimido
geraspelt	raspado
gereinigt	purificado
gering	leve, pepueño
gerinnen	coagularse, cuajarse
Gerinnen, n.	el cuajo
gerollt	arrollado
Geruch, m. (Sinn)	el olfato
Geruch, m.	el olor
geruchlos	inodoro
geschält	mondado, pelado
Geschmack, m (Sinn)	el gusto
Geschmack, m.	el sabor, el gusto
geschmolzen	fundido
gesetzlich	legalmente, según la ley
Gesicht, n. (Sinn)	la vista
Gesicht (anatom.) n.	la cara, el rostro
Getränk, n.	la bebida
gewaschen	lavado
Gewicht, n.	el peso
,, spezifisches	la densidad
gewöhnlich	corriente, ordinario
gewölbt	convexo
gewürzhaft	aromático
gichtisch	gotoso, artrítico
Gift, n.	el veneno
Gegen-	el contraveneno
giftig	venenoso, tóxico
Giftigkeit, f.	la toxicidad, la toxicación
glänzend	brillante, luminoso
glanzlos	opaco
Grad, m.	el grado
Gradeinteilung, f.	la graduación
granuliert	granulado

gratis	gratis
grau	gris
Greis, m.	el anciano, el viejo
griechisch	griego
grob	grueso, basto
groß	grande, corpulento
grün	verde
grünlich	verdoso
gurgeln	gargarizar
Gurgelwasser, n.	el agua para hacer gárgaras
halb	medio
Hälfte, f.	la mitad
haltbar	sólido, durable
Haltbarkeit, f.	la solidez, lá duración
harmlos	inofensivo
Harn, m.	la orina
häufig	á menudo
hart	duro
Hebamme, f.	la comadrona, la profesora de parto
heben	alzar
heilen	curar
Heilgehilfe, m.	el practicante
Heilung, f.	la curación, la cura
heiß	caliente, cálido
heißen, sich nennen	llamarse
er heißt	se llama
heizen	calentar
Heizung, f.	la calefacción
hell	claro
hemmen	detener
herb, herbe	áspero
Herbst, m.	el otoño
herstellen	preparar, fabricar
Herstellung, f.	la preparación, la fabricación
hinzufügen	añadir
hoch	alto, elevado
Höhe, f.	la altura
hohl	hueco, cóncavo
Holz, n.	la madera, el leño, el palo
holzig	leñoso
Hunger, m.	el hambre
hygienisch	higiénico
hygroskopisch	higroscópico
Immunitätseinheit, f.	la unidad inmunizante
impfen	vacunar

inaktiv	inactivo
Inhalt, m.	el contenido, el volumen
Inhaltsverzeichnis, n.	el índice
Injektion, f.	la inyección
inländisch, heimisch	indígeno, del país
innerlich	interno
Jahreszeit, f.	la estación
jucken	picar
Jucken, n.	la picazón
jung	joven
Junge, m.	el joven, el muchacho
kalt	frío, fresco
Kälte, f.	el frío, la frialdad
kalziniert	calcinado
Kanne, f.	la jarra
kaufen	comprar
kaustisch	caústico
kegelförmig	cónico
Kerze, f.	la bujía, la vela
Klang, m.	el son, el sonido
klar	claro, limpio
klebrig	pegajoso
klinisch	clínico
Klistier, n.	la lavativa
kochen	cocer
kochend	hirviente
kommen	venir
konkav	cóncavo
Konservierung, f.	la conservación
Kontrolle, f.	la comprobación, la inspección
konvex	convexo
konzentriert	concentrado
kosten	costar, probar
Korn, n.	el grano, el granulo
kräftigen	fortificar, vivificar
Kraftstärkung, f.	la concentración
Krankenhaus	el hospital
Krankenwärter, m.	el enfermero
Krankenschwester, f.	la hermana de caridad
kratzen	raspar
Kristall, m.	el cristal
kristallinisch	cristalino
kristallisieren	cristalizar
kristallisiert	cristalizado
Kristallierung, f.	la cristalización
Kugel, f.	la bola, la bolita

kühlen	refrescar, enfriar
künstlich	artificial
kurz	corto
lang	largo
lateinisch	latín
Latwerge, f.	el electuario
Laube, f.	la lejía
laugig	alcalino
lauwarm	tibio, templado
leicht	ligero, liviano
leimen	pegar
leiten	conducir
los, lose	flojo, suelto, á granel
löslich	soluble
leichtlöslich	fácilmente soluble
ganzlöslich	completamente soluble
lindern	mitigar, aliviar
Linderung, f.	la mitigación, el alivio
Lösung, f.	la solución
Mädchen, n.	la muchacha
mager	delgado, flaco
mager werden	adelgazar
mandelförmig	almendrado
Mann, m.	el hombre
„ (Gatte, m.)	el marido, el esposo
Maß, n.	la medida
Maßanalyse, f.	el análisis volumétrico
Masse, f.	la masa, la pasta
medizinisch	medicinal
mehlig	harinoso
mehr	más
mehrmals	varias veces
Menge, f.	la cantidad
messen	medir
Metall, n.	el metal
metallisch	metálico
Meter, n.	el metro
metrisch	métrico
Methode, f.	el método
Mikrobe, f.	el microbio
Mikroskop, n.	el microscopio
mikroskopisch	microscópico
mikrokristallinisch	microcristalino
Milch, f.	la leche
kondensierte Milch	„ condensada
Mineral, n.	el mineral

Minute, f.	el minuto
mischen	mezclar
Mischung, f.	la mezcla
Mittag, m.	el mediodía
mittags	al mediodía
Mittel, n., Heil-	el remedio, el medicamento
mittelgroß	mediano
Mitternacht, f.	la media noche
mitternachts	á media noche
Mixtur, f.	la mixtura
monosymmetrisch	monosimétrico
Morgen, m.	la mañana
morgen	mañana
„ früh	mañana por la mañana
morgends	por la mañana
Mutter, f.	la madre
Groß-	la abuela
Nacht, f.	la noche
nachts	de noche
nahrhaft	nutritivo, alimenticio
Nahrung, f.	el alimento, la nutrición
Narkose, f.; Betäubung, f.	la narcosis
natürlich	natural
naturwissenschaftlich	físico
Negativ, n.	el negativo
nehmen	tomar
neigen	inclinar, bajar
neu	nuevo
Niederschlag, m.	el precipitado
niedrig	bajo
normal	normal
notieren	notar, marcar
Oblate, f.	la oblea
offen	abierto
öffnen	abrir
ölig	aceitoso, oleoso
Operation, f.	la operación
operieren	operar
Ordnung, f.	la regla, la ordenanza
Pasta, f.	la pasta
Pastille, f.	la pastilla
Pflaster, n.	el emplastro, el parche
pharmazeutisch	farmacéutico
Photographie, f.	la fotografía
photographisch	fotográfico
Physik, f.	la física

physikalisch	físico
präzipitiert	precipitado
pressen	prensar
probieren	probar
Prozent, n.	el tanto por ciento
Promille, n.	el tanto por mil
10 Prozent (Promille)	diez por ciento (por mil)
Pulver, n.	el polvo
„ (Dosis, f.)	el papelillo
pulvern	pulverizar
prüfen	examinar
Prüfung, f.	el examen
Purpurin, n., (purpurn)	la purpurina (purpúreo)
Quacksalber, m.	el charlatán
quälen	atormentar, martirizar
Qualität, f.	la calidad
qualitativ	cualitativo
quantitativ	cuantitativo
Quelle, f.	el manantial, la fuente
raffiniert	refinado
Rahm, m.	la nata, la crema
ranzig	rancio
raspeln	raspar
rauchend	fumante
rauh	áspero
Reagens, n.	el reactivo
reiben	frotar
reif	maduro
rein (chemisch)	puro (químicamente)
Reinheit, f.	la pureza, la limpieza
reinigen	limpiar
reizen	irritar
rektifiziert	rectificado
Rest, m.	el resto
rheumatisch	reumático
riechen	oler
roh	crudo, bruto
Rohstoff, m.	la primera materia
Rolle, f.	el rollo, el ovillo
rosa	rosa
rosig	rosado
Rost, m.	el orín, el moho, el óxido
rosten	enmohecerse, oxidarse
rostig	oxidado, enmohecido
rot (hochrot)	colorado
rot	rojo

rötlich	rojizo
rotstichig	”
Rückstand, m.	el residuo
Ruhe, f.	la tranquilidad, el descanso
ruhig	tranquilo
rühren	agitar, mover
Sahne, f.	la nata, la crema
Saft, m.	el jugo, el zumo
saftig	jugoso
Salbe, f.	la pomada
Salbung, f.	la unción
salzig	salado
sammeln	coleccionar, reunir
Sammlung, f.	la colección, la reunión
Sand, m.	la arena
sandig	arenoso
sanft	dulce, suave
Satz, m.	el depósito
sauber	limpio
sauer	agrio
Sauerstoff, m.	el oxígeno
saugen	mamar, chupar
Säugling, m.	el niño de pecho,
schädlich	nocivo
scharf	picante, fuerte
scheiden	separar
schicken	mandar, enviar
schimmelig	mohoso, enmohecido
Schlaf, m.	el sueño
schlafen	dormir
Schlangenbiß, m.	la picadura de serpiente
schlämmen	precipitar, limpiar
schlecht	malo
Schleim, m.	la mucosidad, el mucílago
schleimig	mucoso, gelatinoso
schließen	cerrar
schlucken	tragar
schmackhaft	sabroso
schmecken	gustar
schmelzen	fundirse
Schmelze, f.	la fusión
schmelzbar	fusible
Schmelzbarkeit, f.	la fusibilidad
Schmelzmittel, n.	el agente de fusión
„ punkt, m.	el punto de fusión
schmutzig	sucio

schneiden	cortar
schön	hermoso
Schuppe, f.	la escama
in Schuppen	en escamas
schwammig	esponjoso
schütteln	agitar
schwächen	debilitar
Schwäche, f.	la debilidad
schwarz	negro
schwärzlich	negruzco
Schweiß, m.	el sudor
schwer (Gew.)	pesado
" bildl.	difícil
schwerlöslich	difícilmente soluble
Schwester, f.	la hermana
schwitzen	sudar
Sekunde, f.	el segundo
sechseckig	hexagonal
seihen	pasar, colar
Seite, f.	el lado, la página
Sieb, n.	la criba, el tamiz, el cedazo
Siedepunkt, m.	el punto de ebullición
sirupförmig	en forma de jarabe, siruposo
sogenannt	llamado
Sohn, m.	el hijo
Sommer, m.	el verano
spezifisch	específico
spirituös	alcohólico, espirituoso
Spitze, f.	la punta
spritzen	salpicar, rociar
Stange, f.	el bastón, la barra
Stärke, f.	la fuerza, la graduación
stärken	vivificar, fortificar, fortalecer
sterben	morir
sterblich	mortal
sterilisiert	esterilizado
Steuer, f.	el impuesto
stinken	oler mal, apestar
stinkend	apestoso, de mal olor
Stoff, m.	la substancia, la materia
stoßen	empujar
Strauß, m.	el manojo, el ramo
streichen	extender
Streupulver, n.	el polvo para empolvorizar
Strom, m., elektr.	la corriente eléctrica

Stück, n.	el pedazo, el trozo
Stunde, f.	la hora
Sublimat, n.	el sublimado
sublimiert	sublimado
Substanz, f.	la substancia (sustancia)
suchen	buscar
süß	dulce
symmetrisch	simétrico
Tabelle, f.	la tabla
Tag, m.	el día
täglich	diariamente
technisch	técnico, industrial
Technik, f.	la técnica
Tee, m. (Aufguß, m.)	la tisana
Tee, m., bot.	el té
Teil, m.	la parte
teilen	dividir
Teilung, f.	la división
teilweise	en parte
Temperatur, f.	la temperatura
teuer	caro
tief	hondo, cóncavo
Tierheilkunde, f.	la veterinaria
tierisch	animal
Tinte, f.	la tinta
Tochter, f.	la hija
tragen	llevar
Trank, m.	la bebida
Traum, m.	el ensueño
Trennung, f.	la separación
trinken	beber
„ Medizin	tomar una medicina
Trinkgeld, n.	la propina
trocken	seco
Trockenrückstand, m.	el residuo seco
trocknen	secar
tropfen	gotear
Tropfen, m.	la gota
trübe	turbio
trüben	enturbiar
übergießen	derramar, trasegar
überlaufen	rebosar
Übersicht, f.	la inspección, el resumen
überziehen	cubrir
umgießen	trasegar
Umschlag, m. (. . . von Brei)	la compresa (la cataplasma)

umwenden	cambiar, volver
unangenehm	desagradable
unbrauchbar	inútil, inservible
undurchsichtig	opaco
unfehlbar	infalible
ungefähr	aproximadamente
unlöslich	insoluble
unschmelzbar	infusible
umsonst, gratis	gratis
unterbrechen	interrumpir
unterdrücken	oprimir, apretar
unterscheiden	distinguir
untersuchen	investigar, examinar
Untersuchung, f.	el examen, la investigación, el análisis, el reconomiciento
unterzeichnen	firmar
unwirksam	inactivo, ineficaz
Varietät, f.	la variedad
Vater, m.	el padre
Groß-	el abuelo
vegetabilisch	vegetal
Verband, m.	el apósito, el vendaje
verbinden	atar, vendar
Verbindung, f.	la unión, la combinación
verdampfen	evaporar
verdaulich	digestivo, asimilable
verdichten	concentrar
Verdichtung, f.	la concentración
verdorben	averiado
verdünnen	diluir
verfahren	proceder
Verfahren, n.	el procedimiento
vergiften	envenenar
Vergiftung, f.	el envenenamiento
verglast	vitrificado
Vergleich, m.	la comparación
Vergleichung, f.	”
vergolden	dorar
vergoldet	dorado
vergrößern	agrandar
verkalkt	calcinado
verkaufen	vender
verkleinern	disminuir, achicar
verkohlen	carbonizar
verletzt	herido

verordnen	ordenar, prescribir
Verordnung, f.	la prescripción
Verreibung, f.	la trituración
verrühren	mezclar
verschönern	hermosear
Verschluß, m.	el cierre, la cerradura
versilbern	platear
Versuch, m.	el ensayo
verstärken	fortificar, fortalecer
verstopfen	tapar
verwechseln	confundir
verwundet	herido
Verzeichnis, n.	la lista, el registro
viereckig	cuadrado
violett (violettrot)	violeta (morado)
voll	lleno
Volumen, n.	el volumen
volumetrisch	volumétrico
Vorkommen, n.	la procedencia, el origen
Vorschrift, f.	la regla, la prescripción
Vorsicht, f.	la precaución, el cuidado
vulgäre Bezeichnung, f.	el nombre vulgar
wachsen	crecer
wägen	pesar
wählen	escoger
warm	caliente, cálido
Wärme, f.	el calor
wärmen	calentar
warten	esperar
Waschen	lavar
Waschung, f.	la loción, el lavatorio
wasserfrei	anhidro
wässerig	acuoso
Wasserstoff	el hidrógeno
wechseln	cambiar
weich (spissum)	blando
weiß	blanco
„ (sehr)	muy blanco
„ (schneeweiß)	blanquísimo
Weiße, f.	la blancura
weißlich	blancuzco
weit	ancho
wichtig	importante, grave
Wichtigkeit	la importancia, la gravedad
widerstehen	resistir
wiegen	pesar

wild	salvaje, silvestre
Winter, m.	el invierno
wirksam	eficaz, activo
Wirkung, f.	la acción, el efecto
Wissenschaft, f.	la ciencia
wissenschaftlich	científico
wohlriechend	odorífero
Würfel, m.	el cubo
zähe	correoso
Zäpfchen, n.. Suppositorium, n.	el supositorio
zart	fino, tierno
zerbrechlich	frágil
zerquetschen	aplastar
zersetzen	descomponer
Zersetzung, f.	la descomposición
zerstäuben	pulverizar
zerstören	destruir
zerstoßen	machacar (particip. machacado)
ziehen	tirar
zirka	aproximadamente
zubereiten	preparar
zuckersüß	azucarado
zumachen	cerrar, tapar
zunehmen	crecer, aumentar, engordar
zusammensetzen, sich	componerse
zusammengesetzt	compuesto
Zusammensetzung, f.	la composición
zuziehen, sich	acarrearse
zwingen	obligar

13. Gespräche. — Diálogos.

Mein Herr, meine Dame, mein Fräulein!	Señor, Señora, Señorita.
Guten Morgen, guten Tag, mein Herr!	Buenos días, Señor.
Guten Abend, meine Dame, womit kann ich Ihnen dienen?	Buenas noches, Señora; ¿en que puedo servir á Vd.? (Usted)
Ich habe hier ein Rezept von Dr. Gómez, wann könnte es wohl fertig sein?	Hágame el favor de tomar ésta receta del Dr. Gómez y decirme cuándo estará lista.

In 20 Minuten ungefähr.	En unos veinte minutos.
Ich werde dann das Mädchen schicken, um die Arznei abzuholen.	En éste caso enviaré á la criada para que recoga la medicina.
Ehe ich es vergesse, ich möchte auch noch einige Binden, etwas Watte und eine Tube Zahnpasta kaufen.	Ya iba á olvidar de decirle que deseo unas vendas, un poco de algodón y un tubo de pasta para los dientes.
Ich werde alles besorgen.	Todo será bien preparado.
Wieviel habe ich zu zahlen?	¿Cuánto debo á Vd.?
Es macht zusammen 5 Pesetas und 75 Zentimos.	Todo junto hace cinco pesetas y setenta y cinco céntimos.
Hier ist ein Schein von fünfundzwanzig Pesetas!	Aquí tiene Vd. un billete de veinte y cinco pesetas.
Ich danke sehr, meine Dame!	Muchas gracias, señora.
Adieu!	A Diós.
Haben Sie ein Mittel gegen Moskitostiche?	¿Tiene Vd. un remedio para las picaduras de mosquitos?
Ich rate Ihnen, dieses Präparat, das von mir als Spezialität hergestellt wird, zu nehmen.	Le aconsejo compre éste preparado, que hago yo mismo cómo una especialidad.
Wie wird das Präparat angewandt?	¿Cómo se usa su especialidad?
Man reibt die betroffenen Stellen möglichst gleich nach dem Stich mit der Salbe ein!	Se extiende la pomada sobre las partes que sean, al ser posible deseguida después de la picadura.
Was wünschen Sie, mein Fräulein?	¿Qué desea Vd. señorita?
Ich möchte die von Frau X bestellten Sachen abholen.	Vengo á recoger las cosas encargadas por la Señora X.
Es wird noch 5 Minuten dauern. Setzen Sie sich bitte.	Todavía tardará cinco minutos. Haga el favor de sentarse.
So, es ist alles fertig!	Ya está todo listo.
Geben Sie mir bitte das Rezept zurück.	Tenga la bondad de devolverme la receta.
Ich werde eine Abschrift davon machen und es Ihnen dann zurückgeben.	Voy á tomar copia de élla y después se la devolveré.

Ich möchte für je 20 Zentimos Brusttee, Kamillentee und Krauseminztee.

Außerdem noch etwas?
Etwas Jodtinktur und eine Schachtel Emser Pastillen gegen Heiserkeit.
Wieviel Tee nimmt man auf eine Tasse?
Gewöhnlich etwa so viel, wie man zwischen 3 Fingern fassen kann.
Führen Sie ein gutes Zahnwasser?
Wünschen Sie ein Pfefferminzzahnwasser oder das neuerdings sehr gern gekaufte Perhydrolzahnwasser?
Können Sie mir eines besonders empfehlen?

Es ist Geschmacksache, doch würde ich Ihnen zu dem Perhydrolwasser raten, da dasselbe viele Vorzüge hat.

So geben Sie mir bitte das letztere.

Ich hätte gern ein leichtes Abführmittel.
Wünschen Sie Tee oder Rhabarberwurzel?
Haben Sie noch andere Mittel?

Doch, ich führe Tabletten, die ich selbst herstelle, und die ich Ihnen warm empfehlen kann. Sie sind durchaus milde in der Wirkung, greifen also den Körper nicht an und haben den Vorzug, daß der Körper sich nicht allzu leicht daran gewöhnt.

Cañas-Krabbenhöft.

Deseo me despache flores pectorales, flores de manzanilla y hojas de menta, veinte céntimos de cada cosa.
¿Desea Vd. algo más?
Un poco de tintura de yodo y una caja de pastillas de Ems para la ronquera.
¿Cuánto té se pone para una taza?
Generalmente se pone lo que se puede cojer con tres dedos.
¿Tiene Vd. un buen agua para los dientes?
¿Desea Vd. un agua á la menta ó el agua dentífrica al Perhidrol que se vende últimamente mucho?
¿Cuál de las dos me recomienda Vd. particularmente?

Eso es cosa de gusto; sin embargo, le aconsejo se decida por el agua al Perhidrol por ofrecer muchas ventajas.

Si es así, hágame el favor de darme ésta última.

Desearía una purga lijera.

¿Quiere Vd. una tisana ó raíz de ruibarbo?
¿No tiene Vd. otra clase de purga?
Si, Señor; tengo unas tabletas que preparo yo mismo y que puedo recomendar á Vd. especialmente. Tienen la propiedad de obrar ligeramente, no fatigando por eso mucho al cuerpo. Además, ofrece la ventaja de que el cuerpo no se acos-

Geben Sie mir vorläufig zwei Schachteln davon.	Déme Vd. por lo pronto dos cajas de las mismas.
Haben Sie auch Verbandkasten?	¿Tiene Vd. también cajas de apósitos?
Wollen Sie dieselben für einen größeren Betrieb verwenden, da ich in diesem Falle Ihnen ein sehr vorteilhaftes Angebot machen könnte?	Si las desea Vd. para hacer un uso grande, en éste caso podría ofrecerle algo muy ventajoso para Vd.
Der Kasten muß vor allen Dingen die nötigsten Verbandstoffe enthalten.	Ni que decir tiene que la caja debe contener los apósitos más necesarios.
O ja, es sind verschiedene Sorten Binden, Pflaster, Desinfektionsmittel, Verbandwatte, einige Schienen, dreieckige Tücher, eine ausführliche Gebrauchsanweisung usw. darin.	Desde luego, en élla hay diferentes clases de vendas, tafetanes, material de desinfección, algodón hidrófilo, telas triangulares, algunas tablillas, las instrucciones necesarias para su uso, etc.
Dann dürfte er für meine Zwecke genügen.	Si es así basta para mi objeto.
Wie hoch ist sein Preis?	¿A cuanto asciende su precio?
20 Pesetas für den kompletten Kasten.	20 Pesetas por la caja completa.
Hier ist ein Schein von 100 Pesetas. Können Sie mir wechseln?	¿Tiene Vd. cambio para éste billete de 100 pesetas?
Senden Sie mir bitte alles per Post. Meine Adresse ist Ihnen ja bekannt.	Hágame el favor de enviarme todo por paquete postal á mi dirección que ya conoce Vd.
Jawohl, bitte sehr, hier sind 79,50 Pesetas zurück, wobei ich das Porto schon abgezogen habe.	Con mucho gusto. Aquí tiene Vd. la vuelta ó sea setenta y nueve Pesetas y cincuenta céntimos, incluido el porte.
Ich bitte um etwas Eisentinktur.	Deseo tintura de hierro.
Ich habe hier eine vorzügliche Eisentinktur, die vor allen Dingen durchaus nicht den Magen angreift.	Tengo una excelente tintura de hierro, que sobre todo no fatiga al estómago.
Wie muß man die Tinktur nehmen?	¿Cómo se debe tomar la tintura?

Am besten nehmen Sie 3mal täglich vor dem Essen einen Löffel voll und legen auch sonst Wert auf gute Diät und vor allem Bewegung in frischer Luft.
Geben Sie bitte 2 Flaschen.

Wie viel macht es aus?
5,50 Pesetas die beiden Flaschen.

Wir möchten eine Seereise machen und bitten Sie um etwas Zitronensäure. Einer unserer Bekannten erzählte uns, daß man hier ein vorzügliches Mittel gegen die Seekrankheit bekommen könnte.
O ja, es ist das Veronal-Natrium. Man nimmt es vorbeugend, und zwar eine Tablette in etwas Wasser und wiederhole gegebenenfalls die Dosis nach zwölf Stunden.

Verkaufen Sie die Tabletten lose?
Nein, ich habe nur Original-Röhren à 10 Stück zu 2,50 Pesetas die Röhre.

Lo mejor es tomar una cuchara llena tres veces al día antes de la comida, seguir con cuidado la dieta y especialmente también pasearse y tomar el aire.
Hágame el favor de darme dos botellas.

¿Qué es lo que valen?
Cinco pesetas y cincuenta cts. las dos botellas.

Pensamos hacer un viaje por mar y deseamos un poco de ácido cítrico. Además, un conocido nuestro nos ha dicho que Vd. tiene un remedio excelente contra el mareo.
Sí, Señores; el tal remedio es el Veronal sódico que se toma como preventivo, siendo la dosis corriente una tableta en un poco de agua y se repite ésta, en caso necesario, doce horas después.

¿Vende Vd. las tabletas sueltas?
Nó, sólamente tengo tubos de origen á 10 tabletas y el precio de un tubo es de 2 pesetas y 50 céntimos.

14. Kaufmännische Ausdrücke.
Vocabulario comercial.

ab ..... Ort — puesto en .....
ab Barcelona — puesto en Barcelona
ab hier — puesto aquí
abändern — modificar, cambiar
Abänderung, f. — la modificación, el cambio
abbestellen — anular
abfertigen — despachar
Abfertigung, f. — el despacho

Abgang, m.	la salida, el despacho
abgehen, n.	salir
Ablauf, m.	el término, el vencimiento
ablaufen	vencer
ablehnen	rechazar
abliefern	entregar, despachar
Ablieferung, f.	el despacho, la entrega
abrechnen	deducir, reducir
Abrechnung, f.	la deducción, la reducción
abschließen	cerrar, contratar
Abschluß, m.	el cierre, el contrato
abschreiben	copiar
absenden	enviar, remitir
Absender, m.	el expedidor, el remitente
Absendung, f.	el envío, la remesa
abzahlen	pagar
abziehen	descontar
Adresse, f.	la dirección, las señas
Agent, m.	el agente
akkreditieren	acreditar, abonar
anbei	adjunto, incluso
anbieten	ofrecer
ankommen	llegar
Annahme, f.	la aceptación
annehmbar	aceptable
annehmen	aceptar
annoncieren	anunciar
anullieren	anular
Anweisung, f.	el giro, la libranza
Post=	el giro postal
Artikel, m.	el artículo
Assekuranz, f. (Versicherung)	el seguro
aufhalten	retrasar, detener
auf Kredit	á crédito, á plazo
auf Rechnung (à conto)	á cuenta
auf Sicht	á la vista
Auflage, f.	el impuesto, la edición
Auftrag, m.	el pedido
auftragen, beordern	encargar, pedir
Ausfuhr, f.	la exportación
ausführen	exportar, ejecutar
Ausgabe, f.	el gasto, la edición
ausgehen	salir, terminarse
ausgleichen	igualar
ausladen, löschen	descargar

Ausladung, Löschung, f.	la descarga
Auslese, f.	la elección
auslesen	elegir, escoger
ausliefern	entregar
Aussteller, m. (..eines Wechsel)	el exponente (el librador de una letra de cambio)
ausstellen (Wechsel ...)	exponer (girar, librar...)
Avis, m.	el aviso
Baisse, f.	la baja
Bank, f.	el banco
bar	efectivo
Barzahlung, f.	el pago en efectivo
Bedarf, m.	el consumo
bedienen	servir
bedingen, ausbedingen	estipular
Bedingung, f.	la condición
beehren	honrar
Befehl, m.	la orden, el mandato
befördern	expedir, acelerar
begeben	negociar
beglaubigen	autorizar, legalizar
begleiten	acompañar
behandeln	negociar, tratar
beipacken	unir á, embalar con
beklagen	deplorar, sentir
beladen	cargar
belasten	cargar, debitar
bemerken	observar, advertir
beordern	ordenar
berechnen	calcular
Berechnung, f.	el cálculo
Bericht, m.	el informe
berichten	informar
berichtigen	rectificar, justificar
Berichtigung, f.	la rectificación, la justificación
beschaffen	procurar
Bescheid, m.	la respuesta, la resolución
Bescheid geben	informar, dar parte
beschränken	limitar
bestätigen	confirmar
bestehen auf, ...aus	consistir en, componerse de
bestellen	pedir
Besteller, m.	el comitente
Bestellung, f.	el pedido, la orden
bestimmen	determinar
Bestimmungsort, m.	el lugar de destino

Betrag, m.	el importe, la suma
betragen, ausmachen	ascender, importar
bevollmächtigen	dar poder, autorizar
Beweis, m.	la prueba
beweisen	probar, demostrar
bewilligen	conceder
bezahlen	pagar
beziehen	comprar
bieten	ofrecer
Bilanz, f.	el balance
billig	barato
Bogen, m.	el pliego
Brief, m.	la carta
„ Aufschrift, f.	las señas de una carta, la dirección
„ Kouvert, n. (Briefumschlag, m.)	el sobre
„ Marke, f.	el sello de correo
„ Porto, n.	el franqueo
bringen	llevar
Bruttogewicht, n.	el peso bruto
buchen	sentar en cuenta
Buchung, f.	el asiento, el apunte
Buchhaltung, f.	la contabilidad
Buch, n. (Papier)	la mano
cif	cif. ó caf. (coste, flete y seguro)
cif span. Hafen	cif. puerto español
datieren	poner la fecha, fechar
Datum, n.	la fecha
Deck, n.	la cubierta, el puente
decken	cubrir
Deckung, f.	la garantía, la seguridad
Deklaration, f.	la declaración
deklarieren	declarar
Depesche, f.	el despacho, el telégrama
Depeschen-Schlüssel m.	la clave telegráfica, el código telegráfico
deponieren	depositar
Depositengelder, n. pl.	el dinero depositado, el depósito
detaillieren	detallar
Differenz, f.	la diferencia
direkt	directo
Diskont, m.	el descuento
diskontieren	descontar

diskreditieren	desacreditar
diskret	discreto
dito (do.), (id.)	ídem (íd.)
Dokument, n.	el documento
Duplikat n.	el duplicado
Durchgang, m.	el tránsito
„ zoll, m.	el derecho de tránsito
Durchschnitt, m.	el término medio
durchsehen	examinar, revisar
Dutzend, n.	la docena
Einfuhr, f.; Import, m.	la importación
Eingang, m.	la entrada, el recibo
einig	conforme, de acuerdo
einkassieren	cobrar
einkaufen, kaufen	comprar
einlösen (Tratte)	retirar, cancelar
einpacken	empaquetar, embalar
einrechnen	comprender en una cuenta
einsenden	enviar, remitir
einschreiben	certificar
eingeschrieben	certificado
eintragen,	asentar, apuntar
eintreffen	llegar
einverstanden	de acuerdo, conforme
einwechseln	cambiar
Emballage, f. (Verpackung, f.)	el envase, el embalaje
Empfang, m.	la recepción, el recibo
empfangen	recibir
Empfänger, m.	el receptor, el destinatario
empfehlen	recomendar
Empfehlung, f.	la recomendación
en detail	al por menor
Engagement, n.	el compromiso
engagieren	comprometer, comprometerse
en gros	al por mayor
entlasten	descargar
Entrepot, n. (Lager, n.)	el depósito
Entschädigung, f.	la indemnización
erfüllen	cumplir
erhalten	recibir
erhöhen	alzar, subir
erkennen (gutschreiben)	reconocer (acreditar)
erklären	explicar, aclarar
erkundigen	informar
ermäßigen	bajar
Ernte, f.	la cosecha, la recolección

eröffnen	abrir, inaugurar
Eröffnung, f.	la abertura, la inauguración
errichten	establecer
Ersatz, m.	la sustitución, el reemplazo
ersetzen	sustituir, reemplazar
ersparen	ahorrar, economizar
Ersparnis, f.	el ahorro, la economía
erteilen	transmitir
erwidern	replicar, contestar
etablieren (gründen)	establecer (fundar)
Etikett, n., Etiquette, f.	la etiqueta
exklusive	exclusive
expedieren	expedir
Expert, n.	el perito
Export, m.	la exportación
Fabrik, f.	la fábrica
Fabrikant, m.	el fabricante
Fabrikat, n.	la manufactura
Fabrikation, f.	la fabricación
Fabrikpreis, m.	el precio de fábrica
Fabrikware, f.	el género de fábrica
Fabrikzeichen, n.	la marca de fábrica
fabrizieren	fabricar
Faktura, f.	la factura
fakturieren (berechnen)	facturar
fallen	bajar
fallieren	quebrar
fällig	vencido
Fallissement, n.	la quiebra
fest	firme, fijo
Filiale, f.	la sucursal
Fracht, f.	el flete, el porte
frei	franco
frei Grenze	franco frontera
frei Bord (fob)	puesto á bordo
frei Station	puesto en la estación
frankieren	franquear, pagar el porte
freibleibend	sin compromiso
Frist, f.	el plazo, la prórroga
Liefer-	el término
führen	llevar
Garantie, f.	la garantía
garantieren	garantizar, garantir
Gefahr, f.	el riesgo, el peligro
gefällig	gustoso
Gegenorder, f.	la contraorden

gegenwärtig	presente, actual
Gehalt, m.	el valor real
„ n, Salair, n.	el salario, el sueldo
Geld, n.	el dinero
Geldbrief, m.	la carta con dinero
gelten	valer
genau	exactamente, exacto
genehmigen	aceptar, aprobar, autorizar
Genehmigung, f.	la aceptación, la autorización
Geschäft, n.	el negocio, la casa de comercio
geschäftlich	comercial, mercantil
Geschäftsfreund, m.	el corresponsal
„ -führer	el gerente
„ verbindungen	las relaciones de negocio
„ zweig	el ramo de negocio
Gesellschaft, f.	la sociedad
Gewicht, n.	el peso
„ Brutto-	el peso bruto (P. B.)
„ Netto- (Reingewicht n.)	„ neto (P. N.)
„ Sporco-	(Peso legal) neto con el envase
Gewinn, m.	la ganancia, el beneficio
girieren	endosar
Gläubiger, m.	el acreedor
Groß, n. (144 Stück)	la gruesa
Großhändler, m.; Grossist, m.	el comerciante al por mayor
Gunst, f.	el favor
zu meinen Gunsten	á mi favor
Gut, n.	la mercancía
Güterzug, m.	el tren de mercancías
gutbringen, gutschreiben	abonar, acreditar
Haben, n.	el haber
Hafen, m.	el puerto
Handel, m.	el comercio
handeln	comerciar, tratar
Havarie, f.	la avería
Handelsbezeichnung, f.	la marca de comercio
Hausse, f.	el alza, la subida
Heftchen, n.	el cuadernillo
hier	aquí
Hundert, n.	el ciento
Irrtum, m.	el error
Import, m.	la importación
importieren	importar
Inkasso, n.	el cobro
inklusive	inclusive
Inserat, n.	el anuncio, la inserción

inserieren	anunciar, insertar
Instruktion, f.	la instrucción
Interesse, m.	el interés
interessieren	interesar
Kabel, n.	el cable
Kabeltelegramm, n.	el cablegrama
Kasse, f.	la caja
kaufen	comprar
Käufer, m.	el comprador
Klausel, f.	la cláusula
kollationieren	confrontar
Kollo, n.	el bulto
Konkurrenz, f.	la competencia
Konnossement, n.	el conocimiento
Konsignator, m.	el consignatario
Konsignation, f.	la consignación
konsignieren	consignar
Konto, n.	la cuenta
Kontokorrent, n.	la cuenta corriente
Kontrakt, m.; Vertrag, m.	el contrato
Kontrolle, f.	la comprobación, la inspección
kontrollieren	comprobar, inspeccionar
Kopie, f.	la copia
Korrespondent, m.	el corresponsal
Korrespondenz, f.	la correspondencia
korrespondieren	corresponder
Kouvert, n.; Briefumschlag, m.	el sobre
Kosten, pl.	el gasto, el coste
kosten	costar
Kredit, m.	el crédito
Kreditbrief, m.	la carta de crédito
Kreditnota, f.	la nota de crédito
kreditieren	acreditar, abonar
Kunde, m.	el cliente
Kundschaft, f.	la clientela
Kurs, m.	el cambio
laden	cargar
Ladung, f.	el cargamento, la carga
Lage, f.	la situación
Lager, n.	el depósito, el almacén
lagern	almacenar
laufende Rechnung, f.	la cuenta corriente
leer	vacío
leicht	ligero, fácil
leihen	prestar

Lieferant, m.	el proveedor
liefern	proveer, entregar
Lieferung, f.	la entrega
Lieferungszeit, f.	el término de entrega
liegen	encontrarse, permanecer
limitieren	limitar
Liste, f.	la lista, el catálogo
Monatsliste	el boletín mensual
machen	hacer
Magazin	el almacén
Manko, n.	la falta
Marke, f. Brief-	la marca, el sello de correo
Markt, m.	el mercado
Maß, n.	la medida
melden	anunciar
Münze, f.	la moneda
Muster, n.	la muestra
Nachfrage, f.	la demanda
Nachnahme, f.	el reembolso
gegen ..	contra reembolso
Nachricht, f.	la noticia
nachsehen	examinar, revisar
nach Sicht	á vista
nachwiegen	volver á pesar
nachzählen	volver á contar
Niederlage, f.	el depósito
notieren	anotar, apuntar
Notierung, f.	la nota, la anotación, el apunte
Notiz, f.	el conocimiento, la nota
„ nehmen	tomar nota
numerieren	numerar
Netto Kasse	neto al contado
Nutzen, m.	la utilidad, el beneficio
offen, öffnen	abierto, abrir
offerieren	ofrecer
Offerte, f.	la oferta
Gegen-	la contraoferta
offiziell	oficial
Ottroi, m.	el impuesto de consumo
Order, f.	la orden
ordnen	ordenar, arreglar
Ort, m.	el lugar, el sitio
packen	embalar, envasar
Packer, m.	el embalador
Packung, f.	el envase, el embalaje

Paket, n.	el paquete
Partie, f.	la partida
per	por
per Mille	por mil
per saldo	por saldo
per Stück	por pieza
Platz, m.	la plaza
Porto, n.	el porte
Brief=	el franqueo
portofrei, franko	franco de porte, franco
Post, f.	el correo
„ =amt, n.	la oficina de correos
„ =fach, n.	el apartado postal (casilla de correo)
Postanweisung, f.	la libranza postal
Postdampfer, m.	el vapor correo
Postkasten, m.	el buzón de correo
Postnachnahme, f., gegen	contra reembolso postal
Preis, m.	el precio
Einkaufs=	el precio de compra
Verkaufs=	el precio de venta
privat	particular, privado
Probe, f.	la muestra, la prueba
Prokura, f.	el poder
Prokurist, m.	el apoderado
prolongieren, verlängern	prolongar
proponieren, vorschlagen	proponer
Proposition, f.; Vorschlag, m.	la proposición
Protest, m.	el protesto
Provision, f.	la comisión
Prozent, n.	el tanto por ciento
Qualität, f.	la calidad, la clase
Quantität, f. } Quantum, n. }	la cantidad
Quelle, f.	la procedencia
quittieren	pagar, dar recibo
Quittung, f.	el recibo
Rabatt, m.	la rebaja
Rechnung, f.	la cuenta, la factura
Reduktion, f.	la reducción
reduzieren	reducir
Referenz, f.	la referencia
Reise, f.	el viaje
Reisender, m.	el viajante, el viajero
Reklamation, f.	la reclamación
Reklame, f.	el reclamo, la propaganda

Rektifikation, f.; Berichtigung f.	la rectificación
remittieren	remesar
retournieren,	devolver
Retourware,	la devolución de mercancía
Ries (Papier), n.	la resma
Rimesse, f.	la remesa
Risiko, n.	el riesgo
Saison, f.	la estación
saldieren, ausgleichen	saldar
Saldo, n.	el saldo
Schade, m.	el daño
schaden	dañar
schätzen	estimar, tasar
Scheck, m.	el cheque
Schiff, n.	el barco, el buque
Dampf-	el vapor
Segel-	el barco velero
Schluß, m.	el cierre, la conclución
schreiben	escribir
Schreiben, n.	el escrito, la carta
schulden	deber
Schuld, f.	la deuda
Skonto, m.	el descuento
Soll, n.	el debe
solvent	solvente
Solvenz,f.; Zahlungsfähigkeit,f.	la solvencia
Sorte, f.	la clase
spedieren	expedir
Spedition, f.	la expedición
Spediteur, m.	el expedidor
steigen	subir, alzar
Stock, m; Vorrat, m.	las existencias
Stoff, m.	la materia
Rohstoff, m.	la primera materia
stornieren	anular
Streik, m.	la huelga
Summe, f.	la suma
Stück, n.	la pieza
Syndikat, n.	el sindicato
täglich	diariamente
Tarif, m.	la tarifa
Tausend, n.	el millar
Telegramm, n.	el telegrama
Telegramm-Adresse f.	la dirección telegráfica
Telegraph, m.	el telégrafo
telegraphieren	telegrafiar

Telephon, n.	el teléfono
telephonieren	telefonear
Termin, m.	el término, el plazo
teuer, teuer werden	caro, ponerse caro
Transit, n.	el tránsito
Transport, m.	el transporte
trassieren	girar
Tratte, f.	el giro, la letra
Triplikat, n.	el triplicado
übersetzen	traducir
Übersetzung, f.	la traducción
umgehend	á vuelta de correo
umpacken	empaquetar de nuevo
Unkosten, pl.	los gastos
Unterschrift, f.	la firma
unterschreiben	firmar
Übersee, f.	el Ultramar
unverbindlich	sin compromiso
verantworten	responder
Verantwortlichkeit, f.	la responsabilidad
verbinden	obligar
verbindlich	obligatorio, gustoso
Verbindlichkeit, f.	la obligación
Verbindung, f.	la relación
Vereinbarung, f.	el convenio
Verfall, m.	el plazo, el vencimiento
Verfalltag, m.	el día del vencimiento
verfügbar	disponible
verfügen	disponer, ordenar
Verfügung, f.	la disposición
Vergleich, m.	la comparación
vergleichen	comparar
Vergnügen, n.	el gusto, el placer
vergüten	indemnizar, bonificar
Vergütung, f.	la indemnización, la bonificación
Verkauf, m.	la venta
verkaufen	vender
Verkäufer, m.	el vendedor
verkäuflich	vendible
Verkaufsrechnung, f.	la cuenta de venta
Verkehr, m.	el tráfico
verladen	cargar
verlieren	perder
Verlust, m.	la pérdida
Vermittelung, f.	la mediación, la intervención

Vermittler, m.	el intermediario, el mediador
verpacken	embalar
Verpackung, f.	el embalaje
Versand, m.	el envío
„ per Eilgut	„ por gran velocidad (g. v.)
„ per Frachtgut	„ por pequeña velocidad (p. v.)
„ per Säurezug	„ por tren de ácidos
„ per Dampfer	„ por vapor
„ per Segel	„ por velero
„ per Post	„ por paquete postal (bulto ó colis postal)
„ per Musterpost eingeschrieben	el envío por correo como muestra certificada
„ per Musterpost nicht eingeschrieben	el envío por correo como muestra nó certificada
„ per Drucksache	el envío como impresos
„ per Wagen (Gespann)	el envío por carro
„ als Geschäftspapiere	el envío como papeles de negocio
„ auf Deck	el envío sobre cubierta
verspäten	tardar
Verspätung f.	la tardanza
verschiffen	embarcar
Verschiffung, f.	el embarque
versichern	asegurar, afirmar
Versicherung, f., Assekuranz, f.	el seguro, la afirmación
Seeversicherung, f.	el seguro marítimo
Land- (Transport-) versicherung, f.	el seguro terrestre
Bruchversicherung, f.	el seguro contra rotura
Versicherungsagent, m.	el agente de seguros
„ gesellschaft, f.	la compañía de seguros
„ polize, f.	la póliza de seguro
„ prämie, f.	la prima de seguro
verteilen	repartir
Vertrauen, n.	la confianza
vertraulich,	confidencial
verzinsen	pagar intereses
„ sich	producir intereses
verzögern	tardar, retardar
Verzögerung, f.	la tardaza, el retraso
verzollen	pagar los derechos de aduana
via	vía
Vollmacht, f.	**el poder**

vorschlagen	proponer
Ware, f.	la mercancía, la mercadería, el género
Wechsel, m.	la letra de cambio, el giro
Weiterbeförderung, f.	la reexpedición
weiterbefördern	reexpedir
Wert, m.	el valor, el importe
wiederholen	repetir
Wiederholung, f.	la repetición
zahlen	pagar
zahlbar	pagadero
Zahlung, f.	el pago
„ gegen Dokumente	el pago contra documentos
„ gegen Nachnahme	el pago contra reembolso
Vorauszahlung, f.	el pago de antemano, el pago anticipado
Zertifikat, n.	el certificado
ziehen	girar
Ziel, n.	el plazo, el término
3 Monate Ziel	á 3 meses plazo
3 Monate Sicht	á 3 meses vista
Zinsen, pl.	los intereses
Zoll, m.	los derechos de aduana
„ haus, n.	la aduana
„ beamter, m.	el empleado de aduana
„ einnehmer, m	el vista de aduana
„ tarif, m.	el arancel
zurückkommen	volver
zurücknehmen	retirar
zurücksenden	devolver
zuschicken	enviar, remitir

15. Korrespondenz. — Correspondencia.

Sr. Don **Félix López Pérez**,
Farmacéutico,

Presente.

Estimado Señor:

Le ruego me envie á mi clínica la solución y las píldoras de la adjunta receta No. 4352 y además los accesorios indicados en la nota inclusa.

Al mismo tiempo le agradecería me mandase algunas muestras gratis de los específicos nuevos, que Vd. prepara, para experimentarlos; acompañados de la literatura, que tenga Vd. publicada, sobre los mismos.

Dándole las gracias de antemano por todo, me repito de Vd., con mi consideración distinguida, suyo muy afmo. y S. S.,
Q. S. M. B.
Dr. **García Ferrer.**

s/c Cánovas del Castillo No. 26
25 Agosto 12.

Herrn **Félix López Pérez,**
Apotheker,
Hier.

Geehrter Herr!

Ich bitte Sie, die Lösung und die Pillen des beigefügten Rezepts Nr. 4352 sowie die in der Anlage angegebenen Bedarfsartikel in meine Klinik zu senden.

Gleichzeitig wäre ich Ihnen für die Übersendung einiger Gratismuster der von Ihnen hergestellten neuen Spezialitäten zwecks Vornahme von Versuchen sehr verbunden; die Literatur, welche Sie über Ihre Fabrikate veröffentlicht haben, wollen Sie bitte beifügen.

Indem ich Ihnen im voraus für alles verbindlichst danke, verbleibe ich

mit vorzüglicher Hochachtung
Dr. **García Ferrer.**

Cánovas del Castillo Nr. 26
25. Aug. 12.

Sr. Dr. **García Ferrer,**
Presente.

Muy Sr. mío y distinguido Doctor:

Con el dador de la presente le remito las medicinas y los accesorios que ha tenido á bien encargarme en su atta. de ayer.

Accediendo gustoso á sus deseos también le mando gratuitamente algunas muestras de mis específicos con la correspondiente literatura.

Mucho celebraré que al ensayarlos obtenga Vd. los mejores resultados, y que en éste caso no deje Vd. de recetarlos en las ocasiones que se le presenten.

Asimismo sería para mi muy agradable y de gran interés, si oportunamente me diese cuenta por escrito de los resultados obtenidos.

Le anticipo mis más expresivas gracias y me reitero, con mi mayor consideración, suyo muy afmo y atto. S. S.,
q. s. m. b.
Félix López Pérez.

Nota de los artículos remitidos:

½ Ko. Algodón hidrófilo . . . . . Pts.	3,—
2 paquetes Algodón fenicado 5 % . . „	1,50
5 paquetes Gasa al yodoformo al 10 % „	3,75
2 cuenta-gotas grandes . . . . . . „	0,90
1 jeringa hipodérmica . . . . . . „	12,50
La solución y las píldoras, según receta No. 4352 . . . . „	4,40
Total Pts.	26,05

Farmacia Moderna,
26 Agosto 12.

Neue Apotheke, den 26. Aug. 12.

Herrn Dr. García Ferrer,
Hier.

Sehr geehrter Herr Doktor!

Mit gleichem Boten übersende ich Ihnen die mit Ihrem Geehrten von gestern bestellten Arzneien und Bedarfsartikel.

Gleichzeitig überreiche ich Ihnen einige Gratismuster meiner Spezialitäten mit der entsprechenden Literatur.

Es sollte mich sehr freuen, wenn Sie damit gute Erfolge erzielen und dieselben in vorkommenden Fällen verordnen würden. Ebenfalls wäre ich Ihnen sehr verbunden, wenn Sie mich gelegentlich von den erhaltenen Resultaten in Kenntnis setzen würden.

Indem ich Ihnen im voraus für Ihre Bemühungen meinen besten Dank ausspreche, bin ich

Ihr ergebener
Félix López Pérez.

Nota.
Herrn Dr. García Ferrer
Hier.

½ Ko. Verbandwatte . . . . Pts.	3,—
2 Pakete Karbolwatte 5 % . . . . . „	1,50
5 Pakete Jodoformgaze 10 % . . . . „	3,75
2 Tropfenzähler (Pipetten) . . . . . „	0,90
1 Subkutanspritze . . . . „	12,50
Eine Lösung und Pillen laut Rezept Nr. 4352 . . . . „	4,40
Summe Pts.	26,05

Madrid, á 23 de Julio 1912.

Señor Don E. **Merck,**

Darmstadt (Alemania).

Muy Sr. mío:

Ruego á Vd. se sirva enviarme por correo como muestras certificadas los siguientes productos:—

500 grs. Cloruro de Cocaina (á cta. del contrato)
100 grs. Codeina pura cr. (á cta. del contrato)
50 grs. Pilocarpina nitrato en 5 fcos. de 10 grs.
10 tubos á 20 Tabl. á 0,5 g. Perhidrol-Magnesio 25 %

Deseo me haga Vd. el envío á vuelta de correo por serme muy urgentes dichos productos y, en ésta espera, me repito de Vd. muy afmo. y

S. S., q. s. m. b.
Francisco del Pino Montes.

Madrid, den 23. Juli 1912.

Herrn E. **Merck,**

Darmstadt (Deutschland).

Sehr geehrter Herr!

Senden Sie mir bitte per Musterpost eingeschrieben folgende Artikel:

500 g Cocain. muriatic. (vom Abschluß)
100 g Codein. pur. cryst. (vom Abschluß)
50 g Pilocarpin. nitric. (5 Gläser à 10 g)
10 Röhr. à 20 × 0,5 g Magnes. Perhydroltabletten 25 %

Ich bitte um möglichste Beschleunigung des Auftrages, da ich die Sachen dringend benötige.

Hochachtungsvoll
Franz del Pino Montes.

México, 1º de Abril 1912.

Señores **Hijos de Luis Medina,**

Almacén de drogas,

Barcelona.

Muy Sres. míos y amigos:

A la presente tengo el gusto de acompañar una lista de medicamentos para que se sirvan despacharmela por correo bulto postal), cargándome su importe en mi cuenta.

Les ruego una pronta remesa y me repito de Vds. afmo. amigo y
S. S.
Luis Menéndez.

Mexiko, den 1. April 1912.
Herren **Louis Medina Söhne,**
Drogenhandlung,
Barcelona.

Sehr geehrte Herren!
Anbei übersende ich Ihnen eine Aufstellung von Medikamenten und ersuche Sie um prompte Erledigung per Post (Postpaket) Den Betrag bitte ich auf mein Konto zu setzen.
In der Hoffnung auf eine schnelle Ausführung verbleibe ich
hochachtungsvoll.
Louis Menéndez.

Buenos-Aires, 10 de Setiembre 1912.

Señor Don **Karl Wagner,**
Fábrica de Prod. Químicos,
Berlin N.

Muy Sr. mio.:
Sírvase remitirme el pedido que le incluyo, rogándole me lo despache lo antes posible y con el esmero de costumbre.
El embarque se servirá Vd. hacerlo por mediación de mis cargadores de Hamburgo, los cuáles ya tienen mis instrucciones de envío.
Esperando recibir pronto la factura correspondiente, le doy mis expresivas gracias de antemano y saludo á Vd. atentamente,
S. S. S.
Ernesto Manzanares.

Buenos-Aires, den 10. September 1912.

Herrn **Karl Wagner,**
Chemische Fabrik,
Berlin N.

Geehrter Herr!
Den einliegenden Auftrag bitte ich schnellmöglichst und mit der gewohnten Sorgfalt auszuführen.

Die Verschiffung wollen Sie durch meine Hamburger Spediteure vornehmen, die ich auch bereits entsprechend unterrichtet habe.

Ich gebe mich der Hoffnung hin, Ihre Faktura recht bald in Händen zu haben und begrüße Sie mit bestem Dank im voraus

hochachtungsvoll
Ernst Manzanares.

San Sebastián, el 13 Mayo 1912.

Sr. Dr. **José María Fernández**,
   Farmacéutico,
                   Santiago (Galicia)

Muy Sr. ntro:

Le doy mis expresivas gracias por el pedido con que me ha favorecido en su atenta del 30. pasado, el cuál he ejecutado todo lo antes posible.

Adjunto tengo el gusto de remitirle la factura corespondiente, cuyo importe de **Pts. 230,40** le he cargado en su apreciable cuenta, valor al 13 de Julio próximo.

Esperando que los artículos lleguen en buen estado y á su entera satisfacción, me repito gustoso á sus nuevas órdenes, suyo afmo. y atto.

S. S., q. s. m. b.
Unión Farmacéutica Guipuzcoana.

San Sebastian, den 13. Mai 1912.

Herrn Apotheker Dr. **José María Fernández**,
                  Santiago (Galizien).

Werter Herr!

Der mir mit Ihrem Geehrten vom 30. pass. übermittelte Auftrag, für den ich Ihnen bestens danke, ist schnellmöglichst ausgeführt worden.

Anbei beehre ich mich, Ihnen die Faktura im Betrage von Pts. 230,40 (Wert per 13. Juli cr.) zu überreichen, die ich Ihrem geschätzten Konto belastete.

In der Hoffnung, daß die Waren in gutem Zustand zu Ihrer vollen Zufriedenheit ankommen, empfehle ich mich, stets gerne für Sie tätig,

hochachtungsvoll
Apothekervereinigung der Provinz Guipuzcoa.

Valencia, 16 Febrero 1912.

Señora Viuda de **Maximiliano Rodríguez,**

Málaga.

Muy Sra. mía:

Tengo el gusto de remitirle adjunto cheque No. 756432 de ésta Sucursal del Banco de España á su favor y cargo de esa Sucursal por la suma de: **Pts. 1395,50** que se servirá Vd. abonarme en cuenta en pago de su factura del 10 de Enero.

Le ruego se sirva acusarme recibo de ésta remesa y me reitero de Vd. muy afmo. y atto S. S.,

q. s. p. b.
Manuel Requena.

Valencia, 16. Februar 1912.

Firma **Maximilian Rodriguez Witwe**

Málaga.

Anbei übersende ich Ihnen Check Nr. 756 432 der hiesigen Filiale der Bank von Spanien zum Inkasso bei der dortigen Filiale über: Pts. 1395,50, die Sie zum Ausgleich meiner Faktur vom 10. pass. verwenden wollen.

Ich bitte um gefl. Empfangsbestätigung dieser Rimesse und verbleibe

hochachtungsvoll
Manuel Requena.

Málaga, 19 Febrero 1912.

Sr. Don **Manuel Requena,**

Valencia.

Muy Sr. mío:

Tengo el gusto de acusar á Vd. recibo de su cheque á mi orden y cargo de ésta Sucursal del Banco de España por la cantidad de: **Pts. 1395,50** que he llevado al crédito de su cta. por saldo de mi fact. del 10. pdo.

Le doy mis expresivas gracias por ésta remesa y me repito á sus siempre gratas órdenes, suya afma. S: S.,

q. b. s. m.
Viuda **Maximiliano Rodríguez**
por poder **Enrique Canalejas.**

Málaga, den 19. Februar 1912.

Herrn **Manuel Requena**,
Valencia.

Ich habe das Vergnügen, Ihnen den Empfang Ihres Checks auf die hiesige Filiale der Bank von Spanien über Pts. 1395,50 zu bestätigen, die ich zum Ausgleich meiner Faktur vom 10. pass. Ihrem werten Konto gutbrachte.

Indem ich Ihnen verbindlichst für die Übermachung danke, verbleibe ich, stets gerne für Sie beschäftigt,

hochachtungsvoll.
Maximilian Rodriguez Witwe
ppa. **Heinrich Canalejas.**

16. Vocabulario general. — Allgemeine Ausdrücke.

Spanisch.	Deutsch.
abdomen, m.	Unterleib, m.
abeja, f.	Biene, f.
abierto	offen
abispa, f.	Wespe, f.
ablandar	abschwächen, weich machen
atormentar	quälen
aborto, m.	Abortus, m.; Fehlgeburt, f.
abrir	öffnen
absceso, m.	Eiterbeule, f.; Abszeß, m.
abuelo, m.	Großvater, m.
abuela, f.	Großmutter, f.
acabar	beenden, aufhören
acarrearse	sich zuziehen
ácaro, m.	Krätzmilbe, f.
acceso, m.	Anfall, m.
acedía, f.	übermäßige Säurebildung, f.
aceitoso	ölig
aclarar	erklären
aclaración, f.	Erklärung, f.
adulto, m.	Erwachsene, m.
agente de fusión, m.	Schmelzmittel, n.
afección, f.	Erkrankung, f.
agitar	rühren, schütteln
agotamiento, m.	Erschöpfung, f.; Mattigkeit, f.
agradable	angenehm
agrandar	vergrößern
agrio	sauer

aguardiente, m.	Branntwein, m.
agua para hacer gárgaras	Gurgelwasser, n.
aguja, f.	Nadel, f.
„ para suturas	Wundnadel, f.
ahogo, m.	Erstickung, f.
alambique, m.	Destillierapparat, m.
alambre, m.	Draht, m.
albuminimetro, m.	Albuminometer, n.
alcalino	alkalisch
alcohólico, espirituoso	alkoholisch, spirituös
alcoholimetro, m.	Alkoholometer, n.
alfiler imperdible, m. ⎱ „ de seguridad ⎰	Sicherheitsnadel, f.
algodón, m.	Watte, f.
„ en rollos	Rollenwatte, f.
„ hidrófilo ⎱ „ absorbente ⎰	Verbandwatte, f.;
„ antigotoso	Gichtwatte, f.
„ antireumático	Rheumatismuswatte, f.
„ carbonizado	Kohlenwatte, f.
„ contra el dolor de muelas	Zahnwatte, f.
„ hemostático	blutstillende Watte, f.
„ de vidrio	Glaswolle, f.
alimento, m.	Nahrung, f.
almacén, m.	Magazin, n.; Materialkammer, f.
almohada de aire, f.	Luftkissen, n.
almorranas, las, f.	Hämorrhoiden, f. pl.
alto	hoch
altura, f.	Höhe, f.
alzar	heben
ama de leche, m.	Amme, f.
amargo	bitter
amarillo	gelb
amarillento	gelblich, gelbstichig
amígdalas, f. pl.	Mandeln, f. pl.
amorfo	amorph
ampolla, f.	Untersuchung, f.; Analyse, f.
análisis, m.	Blase, f.; Ampulle, f.
análisis volumétrico, m.	Maßanalyse, f.
„ cuantitativo, m.	Gewichtsanalyse, f. (Quantitativanalyse)
„ cualitativo, m.	Bestimmungsanalyse, f. (Qualitativanalyse)
analítico	analytisch
anciano	alt

anciano, m.	Greis, m.
anemia, f.	Blutarmut, f.
anestesia, f.	Anästhesie, f., Unempfindlichkeit, f.
angular	eckig
angina, f.	Bräune, Hals-, f.
anillo para la dentición, m.	Zahnring, m.
ano, m.	After, m.
anteojos, m. pl.	Brille, f.
añadir	zufügen
aparato, m.	Apparat, m.
,, para inhalación	Inhalationsapparat, m.
,, de oxígeno	Sauerstoffapparat, m.
,, para respirar	Atmungsapparat, m.
,, de vapor	Dampfapparat, m.
apestar	stinken, übel riechen
apestoso	stinkend
aplicar	auflegen
apósito, m.	Verband, m.
apósito de primera necesidad	Notverband, m.
,, protector de vacuna	Impfschutz, m.
apostema, f.	Geschwür, n.
aprendiz, m.	Lehrling, m., Eleve, m.
aproximadamente	zirka, ungefähr
árabe	arabisch
araña, f.	Spinne, f.
ardiente	brennend
arena, f.	Sand, m.
armario, m.	Schrank, m.
armario-estufa, m.	Trockenschrank, m.
armario frigorífico, m.	Eisschrank, m.
aro, m.	Reif, m.
arteria, f.	Pulsader, f.
articulación, f.	Gelenk, n.
asa, f.	Griff, m.
aserrín, m.	Sägemehl, n.
asma, f.	Asthma, n.
ataque, m.	Anfall, Schlag, m.
automático	selbsttätig
averiado	verdorben
ayudante de farmacia, m.	Apothekergehilfe, m.
azúcar, f.	Zucker, m.
azucarado	gezuckert, zuckersüß
bacteriológico	bakteriologisch
bajar	neigen, sinken (im Preise)
bajo	niedrig, tief, Präp. unter

balanza, f.	Wage, f.
„ granatoria	Handwage, f.
„ de mano	
„ de precisión	Präzisionswage, f.
baño, m.	Bad, n.
„ de asiento	Sitzbad, n.
„ de cuerpo entero	Ganzbad, n.
„ de medio cuerpo	Halbbad, n.
„ de ducha	Dusche, f.
„ de fango	Moorbad, n.
„ de pie	Fußbad, n.
„ de tina	Wannenbad, n.
„ de vapor	Dampfbad, n.
Baño María, m.	Wasserbad, n.
bañaojos, m.	Augendusche, f.
barato	billig
barba, f.	Bart, m. (Kinn=)
barra, f.	Stange, f.
barriga, f.	Bauch, m.
barril, m.	Faß, n.
„ de hierro	Eisenfaß, n.
„ para la exportación	Exportfaß, n.
„ de pino	Tannenholzfaß, n.
„ de roble	Eichenholzfaß, n.
barrilito, m.	Fäßchen, n.
báscula, f.	Dezimalwage, f.
bastón, m.	Stange, f.
batista engomada, f.	Mosetigbatist, m.
bazo, m.	Milz, f.
beber	trinken
bebida, f.	Trank, Trunk, m.; Getränk, n.
biberón, m.	Kinderflasche, Saugflasche, f.
bigote, m.	Schnurrbart, m.
bilis, f.	Galle, f.
bisagra, f.	Scharnier, n.
bisal, f.	Doppelsalz, n.
bisturí, m.	Operationsmesser, n.
blanco	weiß
muy blanco	sehr weiß
blancuzco	weißlich
blanqueado	gebleicht
blanquísimo	schneeweiß
blando	weich
boca, f.	Mund, m.; Öffnung, f.
bolita, f.	Kugel, f.
bolsa, f.	Beutel, m.

bolsa para hielo	Eisbeutel, m.
,, para esponjas	Schwammbeutel, m.
bombona, f.	Korbflasche, f.; Ballon, m.
borde, m.	Rand, m.
borla para polvo, f.	Puderquaste, m.
bote, m.	Topf, m.
botella, f.	Flasche, f.
,, de barro	Krug, m. (irdener)
,, de goma dura	Hartgummiflasche, f.
,, de gutapercha	Guttaperchaflasche, f.
,, de lata	Blechflasche, f.
,, de niquel	Nickelflasche, f.
,, de porcelana	Porzellanflasche, f.
botica, f.	Apotheke, f.
boticario, m.	Apotheker, m.
botiquín, m.	Taschenapotheke, f.
braguero, m.	Bruchband, n.
brazo, m.	Arm, m.
bronquitis, f.	Luftröhrenentzündung, f.
brosa para afeitar, f.	Rasierpinsel, m.
bruto	roh
bueno	gut
bujía, f.	Kerze, f.
buscar	suchen
cabeza, f.	Kopf, m.
caderas, f. pl.	Hüften, f. pl.
caida del cabello, f.	Haarausfall, m.
caja, f.	Schachtel, Kiste, f., Kasten, m.
,, de cartón	Pappschachtel, f.
,, de lata	Blechschachtel, f.
,, de madera	Holzschachtel, f.
,, para píldoras	Pillenschachtel, f.
cajita, f.	Kistchen, n.
cajón, m.	Kiste, Schieblade, Schublade, f.
cajoncito, m.	Kistchen, n.
calambre, m.	Krampf, m.
caldera, f.	Kessel, m.
calcinado	kalziniert
calentar	erwärmen
calentado	erwärmt, lauwarm
calentador, m.	Wärmflasche, f.
calentura, f.	Fieber, n.
cálido	heiß
caliente	heiß
callo, m.	Hühnerauge, n.
calor, m.	Wärme, f.

calvicie, m.	Kahlheit, f.
cambiar	umwenden, wechseln
cáncer, m.	Krebs, m.
candela, f.	Feuer, n.
cantidad f.	Menge f.
canto, m.	Kante, f.
cánula, f.	Kanüle, f.; Katheter, n.
cápsula, f.	Schale, f.; Kapsel, f.
„ de porcelana	Porzellanschale, f.
„ para evaporación	Abdampfschale, f.
cara, f.	Gesicht, n.
caracol, f.	Schnecke, n.
caries, f.	Knochenfraß, m.
carrillo, m.	Wange, Backe, f.
carne, f.	Fleisch, n.
carta, f. (naipe, m.)	Kartenblatt, n.
cartón, m.	Pappe, f.; Karton, m.
caspa, f.	Schuppen, Schinnen, pl.
cataplasma, f.	Packung, f.; Kataplasma, n.
catarata, f.	grauer Star, m.
catgut, m.	Catgut, n.; Darmfaden, m.
cauterizar	ätzen
cedazo, m.	Sieb, n.
ceja, f.	Augenbraue, f.
cepillo para la cabeza, m.	Kopfbürste, f.
„ para las manos, m.	Handbürste, f.
„ para las uñas, m.	Nagelbürste, f.
cerebro, m. (celebro), seso, m.	Gehirn, Hirn, n., Gehirnsubstanz, f.
cerilla, f.	Zündholz, n.
cerrar	schließen
cesta, f.	Korb, m.
cesto, m.	
charlatán, m.	Quacksalber, Kurpfuscher, m.
chichón, m.	Beule, f.
chinche, f.	Reißnagel, m.; Wanze, f.
chupador, m.	Lutscher, m.
cicatriz, m.	Narbe, f.
cierra, f.	Säge, f.
cierra para amputaciones, f.	Amputationssäge, f.
cierre, m.	Verschluß, m.
„ automático, m.	automatischer Verschluß
cilindro, m.	Zylinder, m.
„ de hierro, m.	Eisenzylinder, m.
cinturón, m.	Gürtel, m.
circulación de la sangre, f.	Blutumlauf, m.

cirujano, m.	Chirurg, Wundarzt, m.
claro	klar, dünn, hell.
clavícula, f.	Schlüsselbein, n.
clavo, m.	Nagel, m.
clorosis, f.	Bleichsucht, f.
coagularse	gerinnen
cocer	kochen
cocimiento, m.	Abkochung, f.
colar	seihen, durchseihen
colador, m.	Kolierapparat, m.
cólera, m.	Cholera, f.
colección, f.	Sammlung, f.
coleccionar	sammeln
cólico, m.	Kolik, f.
color, m.	Farbe, f.
„ de la cara, la tez	Gesichtsfarbe, f., Teint m.
colorado	rot (hoch=)
colorear	färben
colorete, m.	Schminke, f.
colorín, m.	Röteln, Masern, pl.
comodrona, f. (profesora de parto)	Hebamme, f.
complemento, m.	Ergänzung, f.
composición, f.	Zusammensetzung, f.
compresa, f.	Kompresse, f.
comprobar	kontrollieren
comprobación, f.	Kontrolle, f.
compuesto	zusammengesetzt
concentrado	konzentriert
condensación, f.	Verdichtung, f.
confundir, mezclar	vermengen
constipación, f.	Verstopfung, f.
contener	enthalten
contenido, m.	Inhalt, m.
contraveneno, m.	Gegengift, n.
contusión, f.	Quetschung, f.
convalecencia, f.	Genesung, f., Rekonvaleszenz, f.
copa, f.	Becher, m.
„ de vidrio	Glasbecher, m.
corazón, m.	Herz, n.
córnea, f.	Hornhaut, f.
copia, f.	Abschrift, f.
copiar	abschreiben
correoso	zäh
corriente	gewöhnlich
corrovisо	ätzend

cortadura, f.	Schnitt, m.
corto	kurz
corva, f.	Kniekehle, f.
costillas, f. pl.	Rippen, pl.
costado, m.	Seite, f.
costra, f.	Schorf, m.
cráneo, m.	Schädel, m.
crema, f.	Rahm, m.; Sahne, f.
criba, f.	Sieb, n.
cribar	sieben
cristalizado	kristallisiert
cristalización, f.	Kristallisierung, f.
cristalizar	kristallisieren
cristalizable	kristallisierbar
crónico	chronisch
cualidad, f., propiedad f.	Eigenschaft, f.
cualitativo	qualitativ
cuadrado	viereckig
cuajarse	gerinnen
cubierto	bedeckt
cubo, m.	Würfel, m.
cubrir	bedecken
cucaracha, f.	Schwabe, f.
cuchara, f.	Löffel, m.
„ de café	Kaffeelöffel, m.
„ de cuerno	Hornlöffel, m.
„ de madera	Holzlöffel, m,
„ para enfermo	Krankenlöffel. m.
cuchillo, m.	Messer, n.
cuentagotas, m.	Tropfenzähler,
„ para ojos	Augenpipette, f.
cuenta del boticario f.	Apothekerrechnung, f.
cuerda, f.	Bindfaden, m.
cuerpo, m.	Körper
cueva, f.	Keller, m.
culebra, f.	Schlange, f.
cuñete, m.	Faß, n.
cura, f., curación, f.	Heilung, f.; Kur, f.
cuveta, f.	Schale, f.
damajuana, f.	Korbflasche, f.; Demijohn, m.
dar	geben, eingeben, verabreichen
decaimiento, m.	Verfall, m.
dedil, m.	Fingerling, m.
dedo, m.	Finger, m.
„ pulgar	Zeigefinger
„ índice	Daumen, m.

dedo del medio	Mittelfinger
,, anular	Ringfinger, Goldfinger
,, meñique	Kleiner Finger
delgado	dünn, mager
demencia, f.	Schwachsinn, m.
dengue, m.	Influenza, f.
dentadura, f.	Gebiß, n.
dentición, f., de los niños	Zahnen, n. (der Kinder)
dentista, m.	Zahnarzt, m.
depósito, m.	Satz, m.
dermatitis, f.	Hautentzündung, f.
dermatosis, f.	Hautausschlag, m.
derramar	abgießen
desagradable	unangenehm
desarrollar	entwickeln
descolorar	entfärben
descomponerse	sich zersetzen
descomposición, f.	Zersetzung, f.
desecado	zerschnitten, geschnitten
desgarradura, f.	Riß, n.
desmayo, m.	Ohnmacht, f., Collaps m.
destilar	verdampfen, destillieren
destilación, f.	Verdampfung, Destillation,
detener	hemmen, aufhalten
determinar	bestimmen
determinación, f.	Bestimmung, f.
destruir	zerstören, verderben
diabetes, f.	Zuckerkrankheit, f.
diafragma, m.	Zwerchfell, n.
diariamente	täglich
diarrea, f.	Durchfall, m.; Diarrhöe, f.
diente, m (muela, m.)	Zahn, m. (Backzahn, Kauzahn, m.)
difícil	schwer, schwierig
difícilmente soluble	schwerlöslich
difteria, f.	Diphtheritis, f.
digestivo	verdaulich
disentería, f.	Ruhr, f.
dislocación, f.	Verstauchung, f.
distinguir	unterscheiden
dividir	teilen
dolor, m.	Schmerz, m.
,, de cabeza	Kopfschmerz, m.
,, de costado	Seitenschmerz, m.; Seitenstechen, n.
,, de espalda	Rückenschmerz, m.

dolor de estómago	Magenschmerz, m.
„ de garganta	Halsschmerz, m.
„ de muela	Zahnschmerz, m.
„ de oído	Ohrenschmerz, m.
„ en los ojos	Augenschmerz, m.
„ de vientre	Leibschmerz, m.; Bauchgrimmen, n.
dorado	vergoldet
dormir	schlafen
dosificación, f.	Dosierung, f.
droga, f.	Droge, f.
ducha, f., irrigador, m.	Irrigator, m.; Spülkasten, m.
duela, f.	Daube, f.
dulce	süß
dureza, f.	Härte, f.
duro	hart
echar	ausschütten
efervescente	brausend, aufbrausend
eficaz	wirksam
ejecución, f.	Ausführung, f.
ejecutar	ausführen
electuario, m.	Latwerge, f.
elevado	hoch
embriaguez m.	Betrunkenheit, f.
embudo, m.	Scheidetrichter, m.; Trichter, m.
emplastro, m.	Pflaster, n.
empleo, m.	Anwendung, Benutzung, f.
empujar	stoßen
encía, f.	Zahnfleisch, n.
endurecer	härten
enfermedad, f.	Krankheit, f.
enfermo, malo	krank,
enfermo del pecho	brustkrank
enfermero, m.	Krankenwärter, m.
enfriamiento, m.	Erkältung, f.
enjuagar	ausspülen
ensayo, m.	Versuch, m.
enteritis, f.	Darmentzündung, f.
entero	ganz
enturbiar	trüben
envenenamiento de la sangre, m.	Blutvergiftung, f.
envolver	entwickeln
envoltura, f.	Einwicklung, Einhüllung, f.
envuelto	eingewickelt

epidermis, f.	Haut, f.; Oberhaut, f.
epilepsia, f.	Fallsucht, f.
erisipela, f.	Rose, f., path.
erupción, f.	Ausschlag, m.
erupción en la piel f.	Hautausschlag, m.
escalera, f.	Treppe, f.
escamas, f. pl.	Schuppen, pl.
escaparate, m.	Schaufenster, n.
escogido	ausgewählt, ausgesucht
escribanía, f.	Schreibtisch, m.
escrófulas, f. pl.	Skrofeln, pl.
escrofulosa, f.	Skrofulose, f.
escupidera, f.	Spucknapf, m.
espalda, f.	Rücken, m.
espátula, f.	Spatel, m.; Spachtel, m.
,, de cuerno	Hornspatel, m.
,, de madera	Holzspatel, m.
,, de metal	Metallspatel
especial	speziell, besonders
específico	spezifisch
espéculo, m.	Spekulum, n.; Mutterspiegel, m.
esperar	hoffen, warten
espeso	dick
espina dorsal, f.	Wirbelsäule, f.
esponga, f.	Schwamm, m.
esponga comprimida, f.	Preßschwamm, m.
esponjoso	schwammig
esqueleto, m.	Skelett, n.
estante, m.	Regal, n.
esterilizado	sterilisiert
estetoscopio, m.	Hörrohr, n.; Stethoskop, n.
estómago, m.	Magen, m.
estomatitis, f.	Mundfäule, f.
estreñimiento, m.	Verstopfung, f.
estuche, m.	Etui, n.
estufa, f.	Ofen, m.
etéreo	ätherisch
etimología f.	Etymologie, f.
etiqueta, f.	Etikette, f.
evaporar	verdampfen
examinar	prüfen
examen, m.	Prüfung, f.
excitación, f.	Erregung, f.
exento	frei
exótico	exotisch, fremdartig
explicativo	erklärend, anschaulich

explosivo	explosiv
extender	ausdehnen
externo	äußerlich
extranjero, m.	Fremde, m.
fabricar	herstellen, fabrizieren
fabricación, f.	Herstellung, f.; Fabrikation, f.
falta de apetito, f.	Appetitmangel, m.
faringe, f.	Schlundkopf, m.
farmacéutico, m.	Apotheker, m.
farmacéutico	pharmazeutisch
farmacia, f.	Apotheke, f.
„ alopática	allopathische Apotheke
„ homeopática	homöopathische Apotheke
farmacopea, f.	Arzneibuch, n.; Pharmakopöe, f.
fermentar	gären
fermentación, f.	Gärung, f.
fetidez, f.	übelriechender Atem, m.
fiebre, f.	Fieber, n.
„ amarilla	Gelbes Fieber, n.
„ biliosa	Gallenfieber, n.
„ escarlatina	Scharlach, m.
„ intermitente	Wechselfieber, n.
„ malaria	Sumpffieber, n.; Malaria, f.
„ tifoidea	Typhus, Nervenfieber, n.
„ urticaria	Nesselfieber, n.
„ vómito negro	Schwarzwasserfieber, n.; Schwarzes Erbrechen, n.
filoxera, f.	Reblaus, f.
filtrar	filtrieren
filtro, m.	Filter, m.
fino	fein
físico	naturwissenschaftlich
flatulencia, f.	Blähsucht, f.
flebitis, f.	Venenentzündung, f.
flemón, m.	Zahngeschwür, n.
flujo, m.	Fluß, m.
fondo, m.	Boden, m.
fortificar	kräftigen, stärken
fósforo, m.	Zündholz, n.; Schwefelholz, n.
fotografía, f.	Photographie, f.; Lichtbild, n.
fotográfico	photographisch
fractura, f.	Bruch, m.
frágil	zerbrechlich
frasco, m.	Glas, n.; Flakon, m.
„ cuenta-gotas, m. „ gotero	Tropfglas, n.

frasco, de gollete ancho	Weithalsglas, n.
„ para polvo	Pulverglas, n.
frenillo, m.	Zungenband, n.; anat.
frente, f.	Stirn, f.
fresco	frisch, kalt
fricción, f.	Reibung, f.; Einreibung, f.
friccionar	reiben, einreiben
frío	kalt
frío, m.	Kälte, f.
frotar	frottieren, abreiben
fuego, m.	Feuer, n.
fuelle, m.	Blasebalg, m.
fuente, f.	Quelle, f.; Born, m.
furúnculo, m.	Blutschwäre, f.; Furunkel, n.
fusible	schmelzbar
fusibilidad, f.	Schmelzbarkeit, f.
fusión, f.	Schmelzung, f.; Schmelzen, n.
ganchillo, m.	Häkchen, n.
gangrena, f.	Gewebsbrand, m., Gangrän n.
garantía, f.	Garantie, f.; Versicherung, f.; Bürgschaft, f.
garantir ⎫ garantizar ⎭	garantieren, verbürgen
garantido ⎫ garantizado ⎭	verbürgt
garganta, f.	Hals, m.; Gurgel, f.; Kehle, f.
garrapata, f.	Zecke, f.
gas, m.	Gas, n.
gasa, f.	Gaze, f.; Tüll, m.
gatillo, m.	Besteck, n.
género, m.	Ware, f.
glacial	eisig, eisigkalt
glándula, f.	Drüse, f.
globo de ojo, m.	Augapfel, m.
gollete, m.	Hals, m.
goma, f.	Gummi, n.
gonorrea, f.	Tripper, m.
gordo	dick
gota f,	Tropfen, m.; Gicht, f., path.
gota serena, f.	Schwarzer Star, m.
gotear	tropfen
grado, m. ⎫ graduación, f. ⎭	Gradeinteilung, f., Stärke, f.
grande	groß
grano, m.	Korn, n.
granulado	gekörnt

7*

granulo, m.	Korn, n.
graso	fett
gratis	umsonst
griego	griechisch
grifo, m.	Hahn, m,; Faßhahn, m.
gris	grau
grueso	grob
guante, m.	Handschuh, m.
„ para fricciones	Frottierhandschuh, m.
guita, f.	Bindfaden, m.
gusano, m.	Wurm, m.
gustar	schmecken
harina, f.	Mehl, n.
harinoso	mehlig
hebra, f.	Faden, m.
helado	erfroren
hemorragia, f.	{ Blutsturz, m. { Blutung, f.
herboristería, f.	{ Kräuterboden, m.; { „ -kammer, f.
herida, f.	Verletzung, f.; Wunde, f.
herido	verletzt
hermana, f.	Schwester, f.
hermano, m.	Bruder, m.
hernia, f.	Leistenbruch, m.
hexagonal	sechseckig
hidrofobia, f.	Tollwut, f.
hidrógeno, m.	Wasserstoff, m.
higiénico,	hygienisch
higroscópico	hygroskopisch, wasseranziehend
hija, f.	Tochter, f.
hijo, m.	Sohn, m.
hilo, m.	Faden, m.; Draht, m.
hilo de oro, m.	Golddraht, m.
„ de plata	Silberdraht, m.
hinchado	geschwollen
hinchar	blähen
hinchazón, m.	Blähung, f.
hhio, m.	Schlucken, n.
hirviente	kochend
histerismo, m.	{Hysterie, f. {Mutterweh, n., Nervensucht, f.
hoja, f.	Blatt, n.
„ de estaño, f.	Staniol, n.
hombre, m.	Mann, m.
hombro, m.	Achsel, Schulter, f.

hora, f.	Stunde, f.
hormiga, f.	Ameise, f.
hornilla, f.	Kochofen, m.
hornillón, m.	Ofen, m.
horno, m.	Ofen, m.
hospital, m.	Krankenhaus, n.; Hospital, n.
hueco	hohl
hueso, m.	Knochen, m.
„ de la nariz	Nasenbein, n.
humedad, f.	Feuchtigkeit, f.
húmedo	feucht
ictericia, f.	Gelbsucht f.
impotencia, f.	Impotenz, f.
inactivo ⎫ ineficaz ⎭	unwirksam
inapetencia, f.	Appetitlosigkeit
infalible	unfehlbar
infección, f.	Ansteckung, f.
infectar	anstecken
inflamación, f.	Entzündung, f.
información, f.	Bericht, m.
infusible	nicht schmelzbar
inhalador, m.	Inhalationsapparat, m.
inodoro	geruchlos
inofensivo	harmlos
inservible	unbrauchbar
insomnio, m.	Schlaflosigkeit, f.
inspección, f.	Übersicht, f.; Kontrolle, f.
instilar	einträufeln
interrumpir	unterbrechen
intestino, m.	Darm, m.; Därme, pl.
inútil,	unbrauchbar, nutzlos
investigar	untersuchen
invierno, m.	Winter, m.
irrigador, m., ducha, f.	Irrigator, m.
irritar	reizen
jabón, m.	Seife, f.
„ de sosa, m.	Natronseife, f.; Kernseife, f.
„ de potasa, m.	Kaliseife, f.; Schmierseife, f.
„ medicinal, m.	medizinische Seife
„ para el tocador, m.	Toilettesseife, f.
„ para afaitar, m.	Rasierseife, f.
jaqueca, f.	Migräne, f.
jarra, f.	Kanne, f.
jeringa, f.	Spritze, f.
„ para oídos	Ohrenspritze, f.

joroba, f.	Buckel, m.
joven, m.	Junge, m.
jugo, m.	Saft, m.
labio, m.	Lippe,
laboratorio, m.	Laboratorium, f.; Arbeitsraum, m.
lacre, m.	Siegellack, m.
lado, m.	Seite, f.
lágrima, f.	Träne, f.
lamparilla de noche, f.	Nachtlampe, f.
„ para alcohol	Spirituslampe, f.
lana de pino, f.	Waldwolle, f.
langosta, f.	Heuschrecke, f.
laringe, m.	Kehlkopf, m.
laringitis, f.	Halsentzündung, f.
laringoscopo, m.	Kehlkopfspiegel, m.
lapiz, m.	Stein, m.
„ para cauterizar, m.	Atzstift, m.
lata, f.	Blech, n.
latido del corazón, m.	Herzklopfen, n.
lavamanos, m.	Waschbecken, n.
lavativa, f.	Klistier, n.
lavar	waschen
lavatorio, m.	Waschung, f.
leche, f.	Milch, f.
lejía, f.	Laube, f.
lengua, f.	Zunge, f.; Sprache, f.
lengua sucia, f.	belegte Zunge, f.
leño, m.	Holz, n.
leñoso	holzig
lentes, m. pl., anteojos, pl.	Brille, f.
lepra, f.	Aussatz, m.
lesión, f.	Verletzung, f.
libro, m.	Buch, n.
libro de recetas, m.	Vorschriftenbuch, n.
liciado, m.	Krüppel, m.
lienzo, m.	Leinwand, f.
liga para medias, f.	Strumpfhalter, m.
ligero, liviano	leicht
lima, f.	Feile, f.
limpiadientes, m.	Zahnreiniger, m.
limpialengua, m.	Zungenreiniger, m.
limpiauñas, m.	Nagelreiniger, m.
limpiaoídos, m.	Ohrenreiniger, m.
linfa, f.	Lymphe, f.; Pockensaft, m.
lintea, f.	Lint, m.

lista, f.	Verzeichnis, n.; Liste, f.
líquido	flüssig
líquido, m.	Flüssigkeit, f.
lombriz, m.	Spulwurm, m.
loción, f.	Waschung, f.
luz, f.	Licht, n.
llaga, f.	Wunde, f.
llamado	sogenannt
llamarse	heißen
llenar	füllen
lleno	voll
machacar	zerstoßen
madre, f.	Mutter, f.
majadero, m., mano, f.	Pistill, n.
mal aliento, m.	übelriechender Atem, m.
mal de piedra, m.	Steinleiden, n.
malestar, m.	Übelkeit, f.; Unpäßlichkeit, f.
malo, enfermo	schlecht, krank
mamar	saugen
'manantial, m.	Quelle, f.
mancebo, m.	Stößer, m.; Hausbursche, m.
mancha, f.	Fleck, m.
manchar	beflecken, beschmutzen
mandíbula, f.	Kiefer, m.
mango, m.	Griff, m.
manojo, m., ramo, m.	Strauß, m.
mañana, f.	Morgen, m.
máquina, f.	Maschine, f.
máquina de escribir	Schreibmaschine, f.
,, para píldoras	Pillenmaschine, f.
marcar	notieren
mareo, m.	Seekrankheit, f.
marido, m.	Gatte, f.
mariposa, f.	Nachtlicht, n.; Schmetterling, m
martillo, m.	Hammer, m.
masa, f.	Masse, f.
materia, f.	Eiter, m.
mechero, m.	Brenner, m.; Glühstrumpf, m.
,, de Bunsen	Bunsenbrenner, m.
medias, f. pl.	Strümpfe, f.
,, de goma	Gummistrümpfe
media noche, f.	Mitternacht, f.
mediano	mittel(groß)
medical | medicinal /	ärztlich
médico, m.; doctor, m.	Arzt, m.

médico especialista, m.	Spezialarzt, m.
medida, f.	Maß, n.
mediodía, m.	Mittag, m.
medir	messen
metálico	metallisch
método, m.	Methode, f.
métrico	metrisch
microscópico	mikroskopisch
miembro, m.	Mitglied, n.
miope	kurzsichtig
miopía, f.	Kurzsichtigkeit, f.
minuto, m.	Minute, f.
modo de empleo, m.	Gebrauchsanweisung, f.
mohoso	schimmelig
moho, m.	Schimmel, m.
molido	gemahlen
mondado	geschält
mordedura, f	Biß, m.
moreno	braun
mosca, f.	Fliege, f.
mosquito, m.	Mücke, f.
mostaza, f.	Senf, m.
muchacho, m.	Knabe, m.; Laufbursch e, m.
mudez, f.	Stummheit, f.
mudo	stumm
muela, f.	Backenzahn, m.
mujer, f.	Frau, f.
muñeca, f.	Handgelenk, f.
muñequilla de gasa, f.	Tampon, m.; Stopfbausch, m.
músculo, m.	Muskel, m.
muslo, m.	Schenkel, m.
nariz, f.	Nase, f.
náusea, f.	Brechreiz, m.
navaja de afeitar, f.	Rasiermesser, f.
nefritis, f.	Nierenentzündung, f.
negro	schwarz
negruzco	schwärzlich
nervios, m. pl.	Nerven, m. pl.
nervosidad, f., ó nerviosidad	Nervenreizbarkeit, f.; Nervosität, f.
neuralgia, f.	Nervenschmerz, m.
neurosis, f., enfermedad de nervios	Nervenkrankheit, f.; Nervenleiden, n.
niña, f.	Kind, n.; Mädchen, n.
niña del ojo, f.	Pupille, f.; Augenstern, m.
niño, m.	Kind, n.

niño de pecho, m.	Säugling, m.
nodriza, f.	Amme, f.
nombrar	benennen
nombre vulgar, m.	vulg. Bezeichnung, f.; Volksname, m.
normal	normal
notar	notieren
nuca, f.	Genick, n.
nudillo, m.	Fingerknöchel, m.
nuevo	neu
nutritivo	nahrhaft
obesidad, f.	Fettleibigkeit, f.
oblea, f.	Oblate, f.
obligar	verpflichten, zwingen
oculista, f.	Augenarzt, m.
odorífero	wohlriechend
oficina, f., de farmacia	Offizin, f.
oftalmía, f.	Augenentzündung, f.
oftalmoscopo, m.	Augenspiegel, m.
oído, m.	Gehör, n.
ojo, m.	Auge, n.
oleoso	ölig
oler	duften
oler mal	schlecht riechen, stinken
ombligo, m.	Nabel, m.
ombliguero, m.	Nabelbinde, f.
opaco	undurchsichtig
operar	arbeiten, operieren
oprimir	unterdrücken
órbita del ojo, f.	Augenhöhle, f.
ordenanza de farmacia, f.	Apothekenordnung, f.
oreja, f.	Ohr, n.
origen, m.	Ursprung, f.
orina, f.	Harn, m.; Urin, m.
orinal, m.	Urinflasche, f.
orquitis, f.	Hodenentzündung, f.
orzuelo, m.	Gerstenkorn, n.
oscuro	dunkel
oval	oval
oxígeno, m.	Sauerstoff, m.
padre, m.	Vater, m.
paladar, m.	Gaumen, m.
palangana, f.	Schale, f.
palidez, f.	Bleichsucht, f.
palma de la mano, f.	Handfläche, f.
pantorrilla, f.	Wade, f.

paño para colar, m.	Koliertuch, n.
papel, m.	Papier, n.
„ encerado	Wachspapier, n.
„ filtro	Filtrierpapier, n.
„ pergamino	Pergamentpapier, n.
„ reactivo	Reagenzpapier, n.
„ secante	Filtrierpapier, n.
„ de seda	Seidenpapier, n.
papelillo, m.	Pulver, n.; Dosis, f.
papera, f.	Kropf, m.
paquete, m.	Paket, n.
parálisis, f.	Lähmung, f.
parche para callo, m.	Ballenring, n.
pardusco	bräunlich
párpado, m.	Augenlid, n.
parte, f.	Teil, m.
pàrto, m.	Geburt, f.; Entbindung, f.
pasar	durchfließen
pasta, f.	Pasta, f.
pastilla, f.	Pastille, f.
pecas, f. pl.	Sommersprossen, pl.
pecho, m., pechos, pl.	Brust, f.; Brüste, pl.
pedazo, m.	Stück, n.
peligroso	gefährlich
pérdida, f.	Verlust, m.
pericardio, m.	Herzbeutel
peritiflitis, f.	Blinddarmentzündung, f.
peritionitis, f.	Bauchfellentzündung, f.
peritoneo, m.	Bauchfell, n.
peso, m.	Gewicht, n.
pestaña, f.	Augenwimper, f.; Wimper, f.
pezón, m.	Brustwarze, f.
pezonera, f.	Brusthütchen, n.
picadura, f.	Stich, m.
picazón, m.	Jucken, n.
pico, m.	Ausguß, m.
pie, m.	Fuß, m.
piel, f.	Haut, f.
pierna, f.	Bein, n.
pincel, m.	Pinsel, f.
pincel para la garganta	Halspinsel, m.
pinceta, f.	Pinzette, f.
piojo, m.	Laus, f.
piojuelo, m.	Blattlaus, f.
pirosis, m., ardor en el estómago, m.	Sodbrennen, n.

pizarra, f.	Schreibtafel, f.
planta del pie, f.	Fußsohle, f.
plano	flach, eben
pleura, f.	Brustfell, n.
pleuresia, f.	Rippenfellentzündung, f.
pluma, f.	Feder, f.
polilla, f.	Motte, f.
polvo, m.	Pulver, n.
polvo para empolvorizar, m.	Streupulver, n.
pomo, m.	Glas, n.; Flakon, m.
poros, m. pl.	Poren, f. pl.
por la noche / por la tarde	abends
por ciento	Prozent
por mil	Promille
precaución, f.	Vorsicht, f.
preparar	vorbereiten
prepucio, m.	Vorhaut, f.
primera materia, f.	Rohmaterial, n.
probar	Vorkommen, n.
procedencia, f.	probieren, kosten
proceder	verfahren
procedimiento, m.	Verfahren, n.
propina, f.	Trinkgeld, n.
pulgar, m.	Daumen, m.
pulpejo del dedo, m.	Fingerbeere, f.
pulverizar	pulverisieren, zerstäuben
pulverizador, m.	Zerstäuber, m.
punta, f.	Spitze, f.
„ recta	gerade Spitze
„ saliente	ausgezogene Spitze
„ torcida	gebogene Spitze
punto de ebullición, m.	Siedepunkt, m.
„ de fusión	Schmelzpunkt, m.
punzada en el pecho, f.	Bruststechen, n.
puño, m.	Handgelenk, n., Faust, f.
pupila, f.	Pupille, f.
pus, m., materia, f.	Eiter, m.
quemadura, f.	Brandwunde, f.
quemar	brennen, verbrennen
química, f.	Chemie, f.
químicamente, químico	chemisch
químico, m.	Chemiker, m.
rabia, f.	Tollwut, Hundswut, f.
rabillo del ojo, m.	Augenwinkel, m.
ramo, m.	Strauß, m.

rancio	ranzig
raquitis, f.	Rachitis, f., Englische Krankheit, f.
raspar	kratzen, raspeln
raspado	geraspelt
raspadura, f.	Abschürfung, f.
ratón, m.	Maus, f.
reactivo, m.	Reagens, n.
receta, f.	Rezept, n.; Vorschrift, f.
redondo	rund
refrescar	erfrischen
refresco, m.	Erfrischung, f.
refriado, m.	Erkältung, f.
registro, m.	Verzeichnis, f.; Register, n.
regla, f.	Vorschrift, f.
rellenar	stopfen
remedio, m.	Heilmittel, n.
repugnante	widerwillig
resfriado, m.	Schnupfen, m.
„ de cabeza	Kopfschnupfen, m.
„ de nariz	Schnupfen, m.
„ de pecho	Brustkatarrh, m.
residuo, m.	Rückstand, m.
„ seco	Trockenrückstand, m.
resolución, f.	Auflösung, f.
retorta, f.	Retorte, f.
riñones, pl. m.	Nieren, f. pl.
reuma, m. reumatismo, m.	Rheumatismus, m.; Gliederreißen, n.
„ articular	Gelenkrheumatismus, m.
„ muscular	Muskelrheumatismus, m.
rociar	spritzen
rodilla, f.	Knie, n.
rodilleras de goma, f. pl.	Kniestrümpfe aus Gummi, f. pl.
rojo	rot
rojizo	rötlich, rotstichig
rollo, m.	Rolle, f.
ronquera, f.	Heiserkeit, f.
rostro, m.	Gesicht, n.
rótula, f.	Kniescheibe, f.
rótulo, m.	Signatur, f.
sabañones, m. pl.	Frostbeulen, f. pl.
sacacorchos, m. \} sacatapón, m.	Korkzieher, m.
saco, m.	Sack, m.
„ de muselina	Nesselsack, m.

saco de yute	Jutesack, m.
saliva, f.	Speichel, m.
salivación, f.	Speichelfluß, m.
salpicar	spritzen
salud, f.	Gesundheit, f.
salvaje	wild
sabroso	schmackhaft
sangre, f., echar	Blut, n., bluten
sano, bueno	gesund, gut,
sarampión, m.	Masern, f.
sarna, f.	Krätze, f.
seco	trocken
seda para suturas, f.	Nähseide, f.
segundo, m.	Sekunde, f.
sello, m.	Stempel, m.
senos, pechos, m. pl.	Brüste, f. pl.
serosidad, f., de la sangre	Blutwasser, n.
serpiente, f.	Schlange, f.
servir	bedienen,
sien, f.	Schläfe, f.
sífilis, f.	Syphilis, f.
sifón, m.	Heber, m., Siphon, m.
silla, f.	Stuhl, m.
silvestre	wild, wildwachsend
simétrico	symmetrisch
siruposo	sirupförmig
sobre, m.	Briefumschlag, m.; Kuvert, n.
,, de polvo	Pulverkapsel, f.
soldar	zulöten
solitaria, f.	Bandwurm, m.
soplar	einblasen
sordera, f.	Taubheit, f.
sordo-mudo	taubstumm
sordo	taub
substancia, f., sustancia, f.	Substanz, f.; Stoff, m.
sudor, m.	Schweiß, m.
sueño, m.	Schlaf, m.
enfermedad del sueño, f.	Schlafkrankheit, f.
supositorio, m.	Zäpfchen, n., Suppositorium n.
surtido	assortiert
suspensorio, m.	Suspensorium, n.; Tragbeutel, m.
tabla, f.	Tabelle, f.
tablilla, f., de madera	Holzschiene, f.
tablillas metálicas, f. pl.	Metall-, Drahtschiene, f.
tacto, m.	Gefühl, n.

tafetán, m.	Pflaster, n.
„ encerado	Wachstaft, m.; Hospitaltuch, n.
„ inglés	Englisch Pflaster, n.
talón, m.	Ferse, f.
tampón, m.	Tampon, m.; Stopfbausch, m.
tapa, tapadera, f.,	Deckel, m.
tapa de los sesos	Hirnschale, f.
tapa de presión	Druckdeckel, m.
tapa á tornillo	Schraubdeckel, m.
tapón, m.	Stopfen, m.; Stöpsel, m.
„ de corcho	Korkstopfen, m.
„ de vidrio ⎱ „ esmerilado ⎰	Glasstopfen, m.
„ gotero	Spritzkork, m.
tarro, m.	Gefäß, n.; Topf, m.
„ de barro	Steinguttopf, m.
„ de cristal	Glastopf, m.
„ de estante, la conserva	Standgefäß, n.
„ de porcelana	Porzellangefäß, n.
tartamudear, m.	Stottern, Stammeln, n.
tartamudo, m.	Stotterer, m.
taza, f.	Tasse, f.
„ para enfermos	Krankentasse, f.
técnica, f.	Technik, f.
tela de cauchú para camas, f.	Bettunterlage, f.; Bettstoff, m.
tela á la linaza, f.	Oltuch, n.; Billrothbatist, m.
tela, f.	Leinen, n.; Tuch, n.
„ alquitranada, embreada	Teerleinen, Teertuch, n.
„ impermeable	wasserdichtes Leinen, n.
„ impregnada	imprägnierter Stoff, m.
„ de embalar	Packtuch, n.
„ de hule	Wachstuch, n.
tela metálica, f.	Drahtnetz, n.
tela triangular	dreieckiges Tuch, n.; Esmarchtuch, n.
temperatura, f.	Temperatur, f.
templado	lauwarm
tenazas, f. pl.	Zange, f.
tendón, m.	Sehne, f.
termómetro, m.	Thermometer, n.
„ para baños	Badethermometer, n.
„ para cuartos	Zimmerthermometer, n.
„ para médicos	Fieberthermometer, n.
testículos, m. pl.	Hoden, f. pl.
tetina, f., pezón, m.	Lutscher, Sauger, m.
tez, f. color de la cara m.	Gesichtsfarbe, f., Teint m.

tibio	lauwarm
tierra, f.	Erde, f.
„ fósil } „ silícea }	Kieselgur, f.
tifo, tifus, m.	Typhus, m.; Nervenfieber, n.
tijeras, f. pl.	Schere, f.
timbre, m.	Schelle, f.; Klingel, f.
tímpano, m.	Trommelfell, n.
tinta, f.	Tinte, f.
tirar	ziehen
tiraleche, m.	Milchzieher, m.; Milchpumpe, f.
tisana, f.	Tee, m.
tísico	schwindsüchtig
tisis, f.	Schwindsucht, f.
tobillo, m.	Fußknöchel, m.
tohalla, f.	Handtuch, n.
tos, f.	Husten, m.
tos convulsiva, f.	Keuchhusten, m.
transpiración, f.	Ausdünstung, f.
traquea, f.	Luftröhre, f.
tóxico	giftig
tronco, m.	Rumpf, m.
trozo, m.	Stück, n.
tubito, m.	Röhrchen, n.
tubo, m.	Rohr, n.; Röhre, f.
„ de goma	Gummirohr, n.; Gummischlauch, m.
„ de vidrio	Glasrohr, n.
„ á la lámpara	zugeschmolzene Röhre, f.
turbio	trübe
úlcera, f.	Geschwür, n.
unción, f.	Salbung, f.
uña, f.	Nagel, m., anat.
uñero, m.	Nagelgeschwür, n.
uretra, f.	Harnröhre, f.
usar	gebrauchen, anwenden
uso, m.	Gebrauch, m.; Anwendung, f.
útil,	nützlich
vacuna, f.	Impfung, f.
vacunar	impfen
vagina, f.	Scheide, f.
vahido, m.	Ohnmacht, f., Schwindel, m.
vaso, m.	Trinkglas, n.
vaso para reactivos	Reagenzglas, n.
vaso graduado, m.	Einnehmeglas, n.
vegetal	vegetabilisch

vejiga, f.	Blase, f.
„ de la orina	Harnblase, f.
vena, f.	Vene, f.
venda, f.	Binde, f.
„ para dedos, f.	Fingerbinde, f.
vendaje, m.	Binde, f.
venenoso	giftig
venir	kommen
ventanas de la nariz, f. pl.	Nasenlöcher, n. pl.
ventosa, f.	Schröpfkopf, m.
ventosidad, f.	Blähung, f.
verde	grün
verdoso	grünlich
verruga, f.	Warze, f.
vértigo, m.	Schwindel, m.
vesícula de la hiel, f.	Gallenblase f.
veterinario, m.	Tierarzt, m.
veterinaria, f.	Tierheilkunde, f.
vías urinarias, f. pl.	Harnwege, f.
vientre, m.	Bauch, m.; Leib, m.
viruelas, f. pl.	Blattern, pl.; Pocken, f. pl.
viruelas locas, f. pl.	flieg. Blattern, Windpocken, f. pl.
viruta fina, f.	Holzwolle, f.
vivificar	stärken
vómito, m.	Erbrechen, n.
zumbido de oídos, m.	Ohrensausen, n.
zumo, m.	Saft, m.

17. Vocabulario comercial.—Kaufmännische Ausdrücke.

Spanisch.	Deutsch.
á cuenta	auf Rechnung
á la vista	auf Sicht, nach Sicht
á vuelta de correo	postwendend, umgehend
abonar, acreditar	gutschreiben
abrir	eröffnen
acelerar	beschleunigen
aceptar	annehmen
aceptación, f.	Annahme, f.
aclarar	erklären
aclaración, f.	Erklärung, f.
acompañar	begleiten
acreditar, abonar	gutschreiben
adjunto, incluso	anbei
afirmar	bestätigen, versichern

afirmación, f.	Bestätigung, Versicherung f.
agente, m.	Agent, m.
ahorrar	ersparen
ahorro, m.	Ersparnis, f.
almacenar	lagern
almacén, m.	Lager, n.
al por mayor	en gros
anotar	notieren, anmerken
anotación, f.	Notierung, f.
anular	abbestellen
anunciar	annonzieren, anmelden
apoderado, m.	Prokurist, m.
aproximadamente	ungefähr, zirka
apunte, m., asiento, m.	Buchung, f.
apuntar	buchen
aquí	hier
arreglar	ordnen
artículo, m.	Artikel, m.
ascender	betragen, ausmachen
asegurar	versichern
asentar, apuntar	eintragen, notieren, buchen
asiento, m., apunte, m.	Buchung, f.
autorizar	beglaubigen, bevollmächtigen
avería, f.	Havarie, f.; Beschädigung, f.
aviso, m.	Avis, n.
balance, m.	Bilanz, f.
banco, m.	Bank, f.
barato	billig
barco, m.	Schiff, n.
barco de vapor, m.	Dampfschiff, n.
barco de vela, m.; velero, m.	Segelschiff, n.; Segler, m.
bulto, m.; paquete, m.	Kollo, n.; Paket, n.
cable, m.	Kabel, n.
cablegrama, m.	Kabelgramm, n.
caja, f.	Kasten, m.; Schachtel, f.; Kasse, f.
calidad, f.	Eigenschaft, Qualität, f.
cantidad, f.	Menge, f.
cargar	belasten, laden
carga, f. } cargamento, m. }	Last, Ladung, f.
carta, f.	Brief, m.
el franqueo	Porto, n.
el sello de correo	Briefmarke, f.
las señas, la dirección	Aufschrift, f.; Briefadresse, f.
el sobre	Briefumschlag, m.

casa de comercio, f.	Geschäft, n.
cheque, m.	Scheck, m.
cerrar una cuenta	ein Konto abschließen
certificado, m.	Zertifikat, n.
ciento, m.	Hundert, n.
cif ó caf (coste, flete y seguro)	cif (coste, insurance, fright)
clase, f.	Sorte, Qualität, f.
cliente, m., clientela, f.	Kunde, Kundschaft, f.
cobrar	einkassieren
cobro, m.	Inkasso, n.
comercial	geschäftlich
comerciante, al por mayor, m.	Großhändler, m.
comerciar	handeln
comercio, m.	Handel, m.
comisión, f.	Provision, f.
comparar	vergleichen
competencia, f.	Konkurrenz, Kompetenz, f.
competir	konkurrieren
componerse	bestehen aus
compra, f.	Einkauf, m.
comprador, m.	Käufer, m.
comprar	kaufen
comprender en una cuenta	einrechnen
comprobar	kontrollieren
comprobación, f.	Kontrolle, f.
comprometer	engagieren
comprometerse	engagiert werden, sich verdingen
compromiso, m.	Übereinkommen, n.; Engagement, n.
confirmación, f.	Bestätigung, f.
confirmar	bestätigen
conforme	einverstanden, übereinstimmend
conocimiento, m.	Notiz, f.; Konnossement, n.
consignación, f.	Konsignation, f.
consistir en	bestehen aus
consumo, m.	Verbrauch, m.
contabilidad, f.	Buchhaltung, f.
contestación, f.	Antwort, f.
contestar	erwidern, antworten.
contratar	abschließen
contrato, m.	Abschluß, Kontrakt, m.
contra reembolso	gegen Nachnahme
contra documento	gegen Dokument
convenio, m.	Vereinbarung, f.
copiar	abschreiben

copia, f.	Abschrift, f.; Kopie, f.
correo, m.	Post, f.
apartado de correo, m.	Postfach, n.
oficina de correo, f.	Postamt, n.
buzón de correo, m.	Postkasten, m.
vapor correo, m.	Postdampfer, m.
contra reembolso postal, m.	Postnachnahme, f.
libranza postal, f.	Postanweisung, f.
correspondencia, f.	Korrespondenz, f.
corresponder	korrespondieren
corresponsal	Korrespondent, Geschäftsfreund, m.
costar	kosten
costo, m.	Kosten, Unkosten, pl.
crédito, m.	Kredit, m.
cuadernillo, m.	Heftchen, n.
cuaderno, m.	Heft, n.
cubierta, f.	Decke, f.; Deck, n.
cuenta, f.	Konto, n.; Rechnung, f.
,, corriente	Kontokorrent, n.; laufendes Konto, n.
,, de venta	Verkaufrechnung, f.
cumplir	erfüllen
dañar	schaden
daño, m.	Schaden, m.; Verlust, m.
dar parte	bescheiden
dar poder	bevollmächtigen
dar recibo	quittieren
deber	schulden
debe, m.	Soll, n.
declarar	erklären, deklarieren
declaración, f.	Deklaration, f.
deducir	abrechnen
deducción, f.	Abrechnung, f.
demanda, f.	Nachfrage, f.
demostrar	beweisen
deuda, f.	Schuld, f.
deplorar	beklagen
depósito, m.	Lagerhaus, n.; Niederlage, f.
derecho de tránsito, m.	Durchgangszoll, m.
desacreditar	diskreditieren, schlecht machen
descargar	ausladen, löschen
descarga, f.	Ausladung, Löschung, f.; Entlastung, f.
descontar	abziehen
descuento, m.	Abzug, m.; Diskont, m.

8*

despachar	abfertigen
despacho, m.	Abfertigung, f.
detallar	detaillieren, spezifizieren
determinar	bestimmen
día de vencimiento, m.	Verfalltag, m.
diariamente	täglich
dinero, m.	Geld, n.
dirección, f.	Leitung, f.; Adresse, f.
discreto	diskret, verschwiegen
docena, f.	Dutzend, n.
duplicado m.	Duplikat
economizar	ersparen
economía, f.	Ersparnis, f.
edición, f.	Ausgabe, f.; Herausgabe, f.
efectivo	bar
ejecutar	ausführen
elección, f.	Auswahl, f.
elegir	auswählen
embalage, m.	Verpackung, f.
embalar	verpacken
embalar de nuevo	umpacken
embarcar	verschiffen
embarque, m.	Verschiffung, f.
empaquetar	einpacken
entrada, f.	Eingang, m.
entregar	liefern
entrega, f.	Lieferung, f.
el término de entrega	Lieferfrist, f.
envase, m.	Verpackung, f.
enviar	senden, versenden
envío, m.	Versand, m.
„ por gran velocidad	„ per Eilgut
„ por pequeña velocidad	„ per Frachtgut
„ por tren de ácidos	„ per Säurezug
„ por vapor	„ per Dampfer
„ por paquete postal	„ per Post (Paketpost)
„ por bulto postal	„ „
„ por colis postal	„ „
„ por correo como muestra certificada	„ per Musterpost, Einschreiben
„ por correo como muestra nó certificada	„ per Musterpost, (nicht Einschreiben)
„ como impresos	„ als Drucksache
„ como papeles de negocio	„ als Geschäftspapiere
„ sobre cubierta	„ als Deckgut
escoger	auswählen

estación, f.	Station
etiqueta, f.	Etikett, n.
exacto	genau, exakt
examinar	prüfen
exclusive	exklusive, ohne
expedidor, m.	Absender, m.
explicar	erklären
exponer	ausstellen
exportar	ausführen, exportieren
exportación, f.	Ausfuhr, f.; Export, m.
fábrica, f.	Fabrik, f.
fabricación, f.	Fabrikation, f.
fabricante, m.	Fabrikant, m.
fabricar	herstellen, fabrizieren
facturar	fakturieren
factura, f.	Faktur, f.; Rechnung, f.
falta, f.	Manko, n.; Fehler, m.
faltar	fehlen
favor, m.	Gunst, f.
á mi favor	zu meinen Gunsten
fijo	fest
firmar	unterschreiben
firma, f.	Unterschrift, f.
firme	fest
flete, m.	Fracht, f.
franco de porte	portofrei, frei
franco frontera	frei Grenze
franquear	frankieren, frei machen
ganancia, f.	Gewinn, m.
garantía, f.	Garantie, Bürgschaft, f.
garantir	bürgen, garantieren
garantizar	
gasto, m.	Ausgabe, f.
gastos, m. pl.	Kosten, Unkosten, pl.
género, m.	Ware, f.
„ de fábrica, m.	Fabrikware, f.
gerente, m.	Geschäftsführer, m.
girar	ausstellen
giro, m.; giro postal	Anweisung, f.; Postanweisung, f.
giro m.; letra, f.	Tratte, f.
gruesa, f.	Gross, n. (= 12 Dutzend)
gustoso	gefällig
gusto, m.	Vergnügen, n.
haber, m.	Haben, n.
hacer	machen
honrar	beehren

huelga, f.	Streik, m.
ídem, íd.	dasselbe, dito (do.), desgleichen
igualar	ausgleichen
importar	einführen, importieren
importación, f.	Einfuhr, Import, m.
importe, m.	Betrag, m.
inclusive	einschließlich, inklusive, inkl.
indemnizar	vergüten
indemnización, f.	Vergütung, f.
informar	berichten, erkundigen
información, f.	Bericht, m.; Auskunft, f.
inserción, f.	Inserat, n.
insertar	inserieren
instrucción, f.	Anweisung, f.
interesar	interessieren
interés, m.	Interesse, n.
intereses, pl.	Zinsen, pl.
intermediario, m.	Vermittler, m.
izquierdo	links
legalizar	beglaubigen
letra, f.	Tratte, f.
letra de cambio, f.	Wechsel, m.
ligero	leicht
limitar	limitieren, beschränken, begrenzen
lugar, m.	Ort, m.
„ de destino, m.	Bestimmungsort, m.
llegada, f.	Ankunft, f.
llegar	ankommen, bringen
llevar	tragen, führen
mandato, m.	Befehl, Auftrag, m.
mano, f.	Buch, n. (Papier)
manufactura, f.	Fabrikat, n.; Ware, f.
marca de fábrica, f.	Fabrikmarke, f.
marca de comercio, f.	Handelsmarke, f.
materia, f.	Stoff, m.
mediación, f.	Vermittlung, f.
medida, f.	Maß, n.
mercado, m.	Markt, m.
mercadería, f.	Ware, f.
mercancía, f.	
mercantil	geschäftlich
modificar	abändern
modificación, f.	Abänderung, f.
moneda, f.	Geld, n.
muestra, f.	Muster, n.

negociar	behandeln
negocio, m.	Geschäft, n.
neto al conta lo	netto Kasse, comptant
noticia, f.	Nachricht, Notiz, f.
numerar	numerieren
obligar	verbinden
obligación, f.	Verbindung, f.
observar	bemerken
oferta, f.	Offerte, f.
oficial	offiziell
ofrecer	anbieten
ofrecimiento, m.	Anerbieten; Versprechen, n.
orden, f.	Befehl, m.; Order, f.
ordenar	beordern
pagar	bezahlen
pagar los derechos de aduana	verzollen
pagar intereses	verzinsen
pago de antemano, pago anticipado, m.	Vorausbezahlung, f.
paquete, m.	Paket, n.
partida, f.	Partie, f.
pedir	bestellen
pedido, m.	Bestellung, f.
peligro, m.	Gefahr, f.
perder	verlieren
pérdida, f.	Verlust, m.
perito, m.	Expert, m.
permanecer	bleiben, liegen
peso, m.	Gewicht, n.
peso bruto, m.	Bruttogewicht, n.
„ neto, m.	Nettogewicht, n.
„ neto con envase	Sportogewicht, n.
pieza, f.	Stück, n.
plazo, m.	Frist, f., Ziel, n.
pliego, m.	Bogen, m.
poder, m.	Prokura, f.
por	per
por ciento	Prozent, n.
por mil	Promille, n.
por saldo	per Saldo
precio, m.	Preis, m.
„ de compra	Einkaufspreis, m.
„ de coste	„ , Gestehungs-Kostpreis, m.
„ de venta	Verkaufspreis, m.
presente	gegenwärtig

prestar	leihen
préstamo, m.	Ausleihen, Verleihen n.
probar	erproben
procurar	beschaffen
prolongar	verlängern
promever	befördern
proponer	vorschlagen
proposición, f.	Vorschlag, m.
prórroga, f.	Verlängerung, f.
proveedor, m.	Lieferant, m.
proveer	liefern
prueba, f.	Probe, f.; Beweis, m.
puerto, m.	Hafen, m.
puesto aquí	frei ab hier
puesto en Darmstadt	frei ab Darmstadt
quebrar	fallieren, Bankrott machen
quiebra, f.; bancarrota, f.	Fallissement, n.; Falliment, n. Bankrott, m.
queja, f.	Klage, Beschwerde, f.
ramo de comercio, m.	Geschäftszweig, m.
recepción, f.	Empfang, m.
receptor, m.	Empfänger, m.
rechazar	ablehnen
recibir	empfangen, erhalten
recibo, m.	Empfang, m.
reclamación, f.	Beanstandung, Reklamation, f.
reclamo, m., la propaganda	Reklame, f.
recomendar	empfehlen
recomendación, f.	Empfehlung, f.
rectificar	berichtigen, verbessern
rectificación, f.	Berichtigung, f., Verbesserung, f
reducción, f.	Abrechnung, f.; Ermäßigung, f.
reemplazar	ersetzen
reexpedir	wiederholen
referencia, f.	Referenz, Empfehlung, f.
relaciones, f. pl., de comercio	Geschäftsbeziehungen, pl.
remesar	remittieren
remesa, f.	Rimesse, f.
remitente, m.	Absender, m.; Aussteller, m.
remitir	absenden, ausstellen
repetir	wiederholen
resma, f.	Ries, n (Papier)
resolución, f.	Bescheid, m.
respuesta, f.	Bescheid, m.; Antwort, f.
retirar	zurückziehen
retrasar	verzögern

retraso, m.	Verzögerung, f.
riesgo, m.	Risiko, n.; Gefahr, f.
salario, m.	Gehalt, n.
saldar	saldieren
saldo, m.	Saldo, n.
salida, f.	Abgang, m.; Abreise, f.
salir para	abgehen, abreisen nach
seguridad, f.	Sicherheit, f.
sentar en cuenta	buchen
sentir	beklagen
servir	bedienen
sin compromiso	freibleibend
sindicato, m.	Syndikat, n.
situación, f.	Lage, f.
solvente	solvent, zahlungsfähig
solvencia, f.	Solvenz, Zahlungsfähigkeit, f
sucursal, m.	Filiale, f.
sueldo, m.	Gehalt, n.
suma, f.	Summe, f.
sustitución, f.	Ersatz, m.
sustituir	ersetzen
tara, f.	Tara, f.
tardar	verspäten
tardaza, f.	Verspätung, f.
tarifa, f.	Tarif, f.
telefonear	telephonieren
teléfono, m.	Telephon, n.
telegrafía, f.	Telegraphie, f.
telegráfico	telegraphisch
telégrafo, m.	Telegraph, m.
telégrama, m.	Telegramm, n.
terminarse	ausgeben
término medio, m.	Durchschnitt, m.
tomar nota	Notiz nehmen
traducir	übersetzen
traducción, f.	Übersetzung, f.
tránsito, m.	Durchgang, m.
transmitir	übertragen, zuteilen
transporte, m.	Transport, m.
triplicado m.	Triplikat, n.
Ultramar, m.	Übersee, f.
unir á	beipacken
utilidad, f.	Nutzen, m.
vacío	leer
valer	gelten
valor real, m.	Gehalt, m.

vencimiento, m.	Verfall, m.
vender	verkaufen
vendible	verkäuflich
venta, f.	Verkauf, m.
viajante, viajero, m.	Reisender, m.
viaje, m.	Reise, Fahrt, f., Gang, m.
volver á contar	nachzählen
volver á pesar	nachwiegen

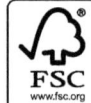

MIX
Papier aus verantwortungsvollen Quellen
Paper from responsible sources
FSC® C105338

If you have any concerns about our products,
you can contact us on
ProductSafety@springernature.com

In case Publisher is established outside the EU,
the EU authorized representative is:
**Springer Nature Customer Service Center GmbH
Europaplatz 3, 69115 Heidelberg, Germany**

Printed by Libri Plureos GmbH
in Hamburg, Germany